常用计算机辅助药物设计软件教程

主　编　张亮仁

副主编　刘振明

编　委　张　双　　吴星宇　　王玉飞　　赵　亮

　　　　沈燕君　　罗棋耀　　夏　杰　　裴　芬

　　　　陈　亚　　曾凌晓　　薛喜文

中国医药科技出版社

内 容 提 要

计算机辅助药物设计已成为一门新兴的研究领域，在合理药物设计中发挥不可或缺的作用。本书依据实际工作中各种软件的应用，介绍了分子动力学模拟、分子对接、蛋白质同源模建、定量构效关系的研究、药效团的构建、虚拟筛选等内容，且每一内容有不止一个软件的使用介绍，适合入门计算机辅助药物设计的广大师生参考使用。

图书在版编目（CIP）数据

常用计算机辅助药物设计软件教程／张亮仁主编. —北京：中国医药科技出版社，2017.4

ISBN 978-7-5067-9215-8

Ⅰ.①常… Ⅱ.①张… Ⅲ.①药物-计算机辅助设计-教材 Ⅳ.①R914.2-39

中国版本图书馆 CIP 数据核字（2017）第 067021 号

美术编辑　陈君杞
版式设计　张　璐

出版　中国医药科技出版社
地址　北京市海淀区文慧园北路甲 22 号
邮编　100082
电话　发行：010-62227427　邮购：010-62236938
网址　www.cmstp.com
规格　710×1000mm ¹⁄₁₆
印张　16½
字数　257 千字
版次　2017 年 4 月第 1 版
印次　2017 年 4 月第 1 次印刷
印刷　三河市双峰印刷装订有限公司
经销　全国各地新华书店
书号　ISBN 978-7-5067-9215-8
定价　42.00 元

前 言

从20世纪90年代开始，随着计算机技术的迅速发展以及药物化学、分子生物学和计算化学的发展，计算机辅助药物设计（CADD）也快速发展起来，成为一门新兴的研究领域。与此同时，CADD 的发展和应用，也大大促进了药物设计和新药开发的效率，CADD 现在已经成为合理药物设计中不可或缺的一环，在药物设计中起着越来越重要的作用。因此，CADD 方法的理论和应用研究具有非常重要的意义。关于 CADD 的理论，很多教科书和专著已进行大量介绍，适合初学者学习理论知识，但是在实际中的操作，却鲜有基础书目可以参考。本书编者长期从事相关工作，根据在实际工作中对各种软件的应用，编写了本书，介绍计算机辅助药物设计时需要用到的部分软件的使用，以实现设计目的为导向，着重介绍软件的操作方法，使用过程中的细节与原理，可以使初学者迅速入门。本书内容包含了分子动力学模拟、分子对接、蛋白质同源模建、定量构效关系的研究、药效团的构建、虚拟筛选等内容，且每一内容有不止一个软件的使用介绍，希望能对入门计算机辅助药物设计的广大师生有所帮助。

本书的编写是从初学者的角度，手把手、一步一步介绍各软件的使用方法、功能，并配有图片，使初学者能够顺利学习、使用各种常用软件。

限于编者的水平有限，书中可能存在不妥之处，敬请广大读者批评和指正。

编 者

2017 年 1 月

目　录

■ 第一章 ■

同源模建法预测蛋白质结构

第一节　同源模建概述

　　蛋白质三维结构很大程度上决定了蛋白质的功能，因此获得蛋白质的结构并对其进行分析是现代分子生物学的重要课题。从药物分子设计的角度考虑，大多数药物靶标都是蛋白质，因此得到足够精确的蛋白质结构对于药物分子和靶点之间的相互作用研究及基于结构的药物设计都是非常重要的。目前，通过实验方法如 X 射线晶体衍射法和 NMR 法已经测出大量的蛋白质及其复合物的结构，但与已测得的蛋白质序列相比还是有很大差距，这也大大影响了人们对蛋白质结构和功能关系的研究。多年来研究者一直试图从序列信息来预测蛋白质的三维结构，目前主要采用的是同源蛋白预测的方法，即同源模建（homology modeling）。

　　1969 年，Browne 及其同事首先以鸡蛋清溶菌酶的结构为基础，手工模建了 α-乳白蛋白的空间结构，并获得了成功，从此开创了利用同源模建技术预测蛋白质空间结构的先河。1981 年，Greer 等人建立了利用多个同源蛋白质进行结构预测的方法，并将该方法用于模建哺乳动物丝氨酸蛋白酶的结构。

　　同源模建，也称为比较模建（comparative modeling），是蛋白预测技术中最重要的一门技术。其基本假设是序列的同源性决定了三维结构的同源性。一个未知结构的蛋白质分子（目标蛋白）的结构可以通过与之序列同源且结构已知的蛋白（模板蛋白）来进行预测。一般情况下，如果目标蛋白序列与模板蛋白序列之间的同源性在 50%以上时，那么通过模板蛋白搭建出来的蛋白结构具有很高的准确性；如果序列之间的同源性在 30%～50%时，通过模板蛋白搭建出来的蛋白结构准确性较高；如果目标蛋白序列与模板蛋白序列同源性在 30%以下时，所得目标蛋白结构的可信度较差，很难得到较好的结果。

　　同源模建的基本步骤主要包括同源蛋白的搜索和模板的选择、序列比对、模型的建立、模型优化与模型评价五个部分。

（1）同源蛋白的搜索和模板的选择：从已知三维结构的蛋白质数据库（PDB）中搜索、挑选与目标蛋白序列相似的结构作为模板，一个目标蛋白的不同结构部分可以采用不同的模板模建。

（2）序列比对及确定结构的保守区：序列比对（sequence alignment）是同源模建的关键部分，也是最复杂和最困难的部分。序列比对分为多重序列比对和结构比对。多重序列比对可以确定序列相似性片段；结构比对可以确定结构上的保守片段，如跨膜螺旋的位置等结构特征。结合有关实验结果可以调整序列比对的结果。如果目标蛋白有两个以上已知结构的参考蛋白，可通过这些参考蛋白之间的结构叠合来确定结构保守区；如果参考蛋白中只有一个是有空间结构的参考蛋白，那么结构保守区的确定就必须通过多重序列比对的方法来实现。

（3）模型的建立：一般分为蛋白主链的模建和侧链的安装两步。结构保守区的主链坐标可以直接由参考蛋白拷贝下来，主链的模建主要在于环区。一般环区的模建有两个途径，一是片段搜索，二是自动生成法。侧链的安装主要是通过搜索构象库挑选出最佳的侧链构象组合。建立目标蛋白分子骨架的三维空间坐标，不同的同源模建方法的区别就在这里。目前用的最多的是通过同源蛋白间的序列比对来确定骨架结构，此外还有片段匹配法和几何限制法等。

（4）模型优化：蛋白质分子的主链和侧链都确定后只能说得到了一个初步结构，需要进一步优化。优化的目的是用来消除原子间的重叠以及不合理的构象，尤其是柔性区的构象。优化一般采用分子力学与分子动力学的方法。

（5）模型评价：用于模型评价的指标有很多，主要包括立体化学和能量评价两个方面。通过评价可以检测出模建的蛋白中哪些残基的构象不合理，不合理的程度有多大，这样研究者就可以依此对不合理的部分进行再优化或改变策略重新模建。

目前，同源模建方法构建的三维结构，误差主要有氨基酸侧链的空间位置，比对不完全正确部分的结构扭曲和没有序列比对部分的较长的 loop 区。尽管同源模建方法有明显需要改进和提高的地方，但在解决实际问题上发挥了实际的功效。随着新发现的蛋白质一级序列和蛋白质折叠方式在数量上的快速增长，同源模建方法显得越来越重要。

目前，用于同源模建的在线服务器和软件有很多。在线服务器如 SWISS-MODEL，EsyPred3D，CPHmodels 等，灵活性低，按照固定的算法难以得到符合实际的模型。商业软件包括如 Sybyl 和 Discovery Studio 等中都有用于同源模建的相关模块，其中 DS 中的同源模建主要是基于 Modeler 程序。Modeler 是目前使用最为广泛，预测最为准确的同源模建工具之一。

第二节 同源模建

Accelrys 公司的同源模建（Discovery Studio，简称 DS）是基于 Windows/Linux 系统、面向生命科学领域的分子建模和模拟环境。Discovery Studio 针对生命科学应用，提供生物大分子及有机小分子建模的显示工具、功能分析工具、结构改造工具、动力学模拟工具等，帮助研究人员在实验前全面了解生物分子的结构与功能，从而有针对性地设计实验方案，提高实验效率，降低科研成本。

Discovery Studio 为用户提供了一整套利用 Homology Modeling 方法自动预测蛋白质空间结构的工具。用户只需要提供蛋白质的氨基酸序列就可以轻松完成模型构建及模型可信度评估的工作。DS 的同源模建主要基于 MODELER 程序。以下实例为一个人肾上腺素受体 β 亚型的同源模建过程，选用 Discovery Studio 2.5 进行同源模建，内置 Modeler version 9v4。

一、搜索并识别模板

先在 uniprot(http://www.uniprot.org/) 或者 pubmed （http://www.ncbi.nlm.nih.gov/protein/）中找到目标序列，使用 BLAST 在 Protein Data Bank（PDB）数据库中搜索模板。

1. 载入序列

打开 DS2.5，选择 File | New | Protein Sequence Window，把目标序列粘贴到窗口中，或直接在 DS2.5 中打开目标序列的 fasta 文件（图 1-1），注意可先更改简化序列命名，默认的有基因名称可能会使后续步骤不能成功进行。

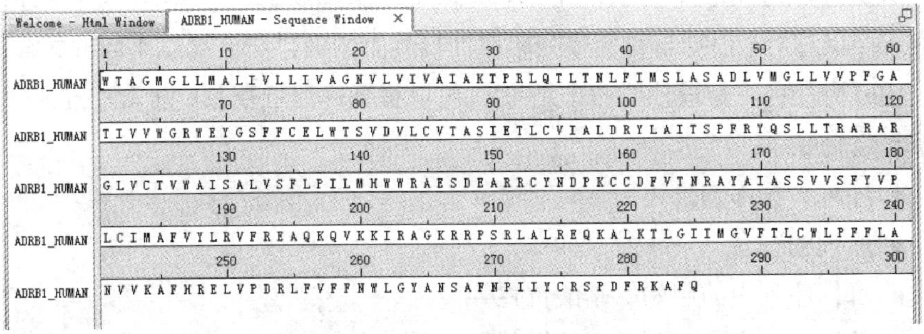

图 1-1　读入的序列

2. BLAST search

在 protocols 中，展开 Sequence Analysis，双击 BLAST Search（NCBI Server），出现参数选择的对话框。在 Input Sequence 中选择目标序列，在 Input Database 中选择 pdbaa（图 1-2）。

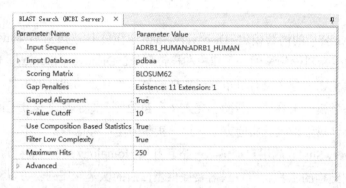

图 1-2　BLAST Search 参数设置

点击 ► 或按 F5 键运行 protocol。完成后，会显示 Job Completed 对话框（图 1-3），点击 OK 将其关闭。

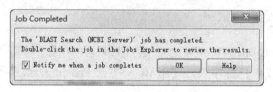

图 1-3　Job Completed 的对话框

查看结果：在 Jobs 中，双击完成的 protocol，打开一个 Html 窗口，里面包含 Report.htm 文件（图 1-4）。在 Output Files 部分，点击 ADRB1_HUMAN.xml，将打开 BLAST 搜索的结果。

默认打开为 Map View（图 1-5），将命中结果都显示在一张图中，每条横条线框表示一条序列，根据与目标序列相似性打分不同而排序并配以不同的颜色(分数超过 400 为红色，是最佳的命中结果)。可以将鼠标放置在某一个命中序列上，如下信息将会显示：

- 序列数据库的描述
- 序列的编号
- 目标序列中的起始氨基酸位置
- 数据库中命中序列的起始氨基酸位置

- 命中序列的长度
- 命中序列的分数

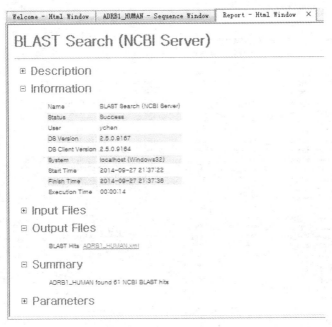

图 1-4　BLAST Search 结果报告

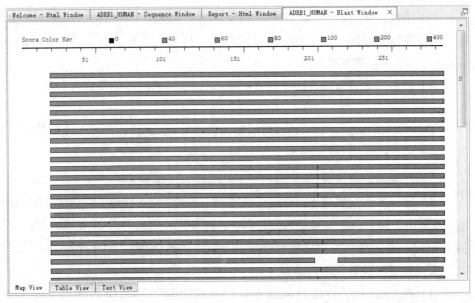

图 1-5　Blast 结果的 Map View（附彩图）

滑动鼠标的中间键可以放大（缩小）Map View 中的结果。

点击窗口下端的 Table View，可显示命中的序列列表（图 1-6），可以看到具体的序列相似性等数值。

	Title/Descriptio	Accession	Sequence Lengt	Alignment Lengt	Bit Score	E-value	Identity	Positive
1	Chain A, Turk···	2YOO_A	315	268	405.601	1.8402e-141	78	88
2	Chain A, Turk···	2VT4_A	313	266	403.29	1.20919e-140	76	86
3	Chain A, Ultr···	4BVN_A	315	268	399.053	6.27901e-139	77	87
4	Chain R, Crys···	3SN6_R	514	287	364.77	1.16353e-122	60	72
5	Chain A, Crys···	3KJ6_A	366	287	358.992	1.77995e-122	60	72
6	Chain A, Crys···	2R4R_A	365	287	358.992	2.18801e-122	60	72
7	Chain A, Crys···	2R4S_A	342	287	354.369	4.8743e-121	60	72
8	Chain A, Stru···	4LDE_A	469	266	358.992	5.16527e-121	64	77
9	Chain A, Stru···	4QKX_A	469	266	358.992	5.45267e-121	64	77
10	Chain A, N-te···	4GBR_A	309	266	347.436	1.07607e-116	64	76
11	Chain A, Stru···	3POG_A	501	180	258.07	1.62307e-81	68	80
12	Chain A, High···	2RH1_A	500	180	258.07	2.08938e-81	68	80
13	Chain A, Irre···	3PDS_A	458	180	252.292	1.1564e-79	68	80
14	Chain A, Chol···	3D4S_A	490	180	251.906	3.51691e-79	67	80
15	Chain A, Stru···	4MQS_A	351	278	125.946	5.12523e-33	28	49
16	Chain A, Crys···	3V9G_A	326	286	123.25	3.61852e-32	34	50
17	Chain A, Ther···	2YDO_A	325	286	119.783	7.07029e-31	33	50
18	Chain A, Ther···	3PWH_A	329	288	118.627	1.61676e-30	33	49
19	Chain A, Crys···	4IAR_A	401	183	113.62	1.76697e-28	35	52
20	Chain A, Crys···	4IAQ_A	403	183	113.62	1.86956e-28	35	52
21	Chain A, Stru···	4DAJ_A	479	179	112.464	7.78387e-28	32	56
22	Chain A, Stru···	3PBL_A	481	186	99.7525	2.52824e-23	33	54

Map View　Table View　Text View

图 1-6　Blast 结果的 Table View

3. 选择合适的模板

为了构建目标序列的 3D 结构，需要挑选一个或多个合适的同源模板。一个理想的模板需要能涵盖整个目标序列的长度，具有较高的序列等同性（sequence identity），并且 E 值要够小（$<1×10e^{-5}$）。

根据要求及背景知识等选择好模板后，对模板蛋白的结构要进行一定的处理，步骤如下。

（1）在 PDB 数据库中下载模板结构的 pdb 文件，将其打开或在选中的条目上右键选择 Load Selected Structures。

（2）在菜单栏中选择 Structure | Crystal Cell | Remove Cell。

（3）除去水和金属离子，直接在视图窗口选择 water 和相应的离子，按 delete 键。本例中直接下载的模板结构为二聚体，需要先将蛋白 B 链及 B 链上的配体去掉（图 1-7，其中图形窗口默认背景颜色为黑色，在 Display Style 中设置，后续步骤图示也有更改过背景颜色的）。

（4）在 Tools 中，点击 Protein Reports and Utilities | Clean Protein（需事先在 Edit | Preferences 下找到 Protein Utilities | Clean Protein 进行勾选设置）。

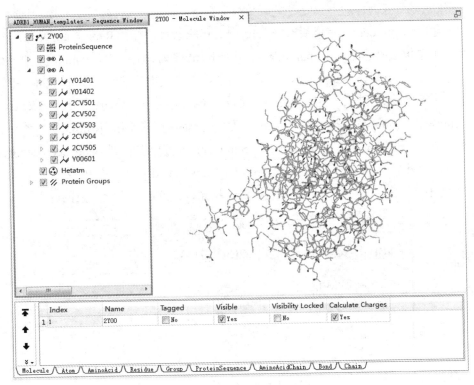

图 1-7　模板结构窗口

二、将目标序列与模板进行比对

1. Align Sequence to Templates

选好模板后，将目标序列和模板序列放在同一个窗口中，模板结构也在窗口中打开。在 Protocols 中，选择 Protein Modeling | Align Sequence to Templates，参数中 Input Model Sequence, Input Templates Structures 分别选择好，单模板模建选择一个结构，多模板模建则选择多个结构。Create Sequence Profile 设置为 False（图 1-8）。

BLAST Search (NCBI Server)	Align Sequence to Templates ×	
Parameter Name	Parameter Value	
Input Model Sequence	ADRB1_HUMAN:ADRB1_HUMAN	
Input Template Structures	2Y00:2Y00	
▷ Create Sequence Profile	False	
▷ Align Structures	True	

图 1-8　Align Sequence to Templates 参数设置

运行该 protocol，完成后双击 Jobs 中的相应条目，打开 Report.htm 文件。

用单模板模建时，Output Files 中只有 bsml 序列比对结果，Summary 中只有 Sequence identity 和 Sequence similarity 结果；用多模板模建时，Output Files 中除了 bsml 序列比对结果，还有模板结构叠合的 dsv 结果，Summary 中除了 Sequence identity 和 Sequence similarity 结果外，还有模板间的主链间的 RMSD 值和重叠的残基数目。此例采用单模板模建，在 Summary 部分可以看到 Sequence identity=74.3%（图 1-9），点击 Output Files 中的 View Results 可以打开序列比对窗口（图 1-10），其中颜色越深，氨基酸相似性越高，最深的是完全一致的。

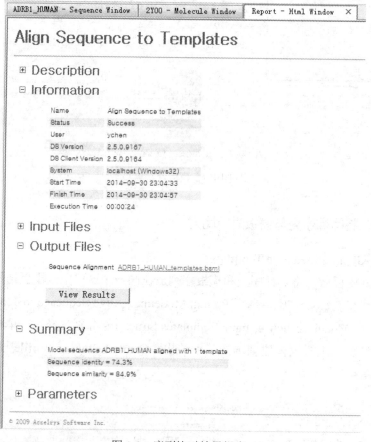

图 1-9　序列比对结果报告

2. Link Sequence and Structure

打开比对后的序列文件和模板结构（多模板模建打开的结构文件为上步中叠合的结构文件），序列窗口为活动窗口时，选中模板序列，在菜单栏中选中 Sequence |

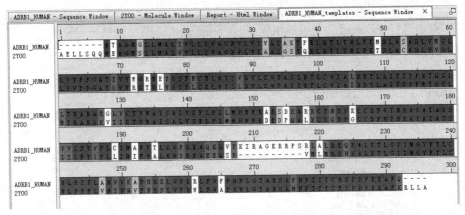

图 1-10 序列比对结果（附彩图）

Link Sequence and Structure…，将模板的序列和相应的结构关联起来（图 1-11）。这个操作开始可能不能进行，需要先打开序列比对结果，将模板序列命名先改为其他，然后打开结构文件，再将模板序列中的命名改为与模板结构中一致的名称。

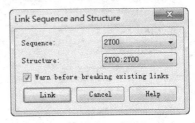

图 1-11 Link Sequence and Structure

三、构建目标序列的三维模型

在 Protocols 中，选择 Protein Modeling |Build Homology Models，在参数设置中，Input Sequence Alignment 选择序列比对后的结果，Copy Ligands 中选择所有的配体，Number of Models 中数目设置为 10，其他参数默认（图 1-12）。当然，可以根据情况设置各种参数，包括二硫键的位置设置，Optimization Level 等。

Parameter Name	Parameter Value
▷ Input Sequence Alignment	ADRB1_HUMAN_templates
Cut Overhangs	True
Disulfide Bridges	
Cis-Prolines	
Additional Restraints	
Copy Ligands	2Y00:A:Y01401,2Y00:A:Y01402,2Y00:A:2CV501,2Y00:A:2CV502,...
Copy Chains	
▷ Reference Template	
▷ Number of Models	10
Optimization Level	High
▷ Refine Loops	False

图 1-12 Build Homology Models 参数设置

点击运行 protocol，完成后出现 Job Completed 的提示，单击 OK。
双击 Jobs 中的相应条目，打开 Report.htm 文件（图 1-13）。

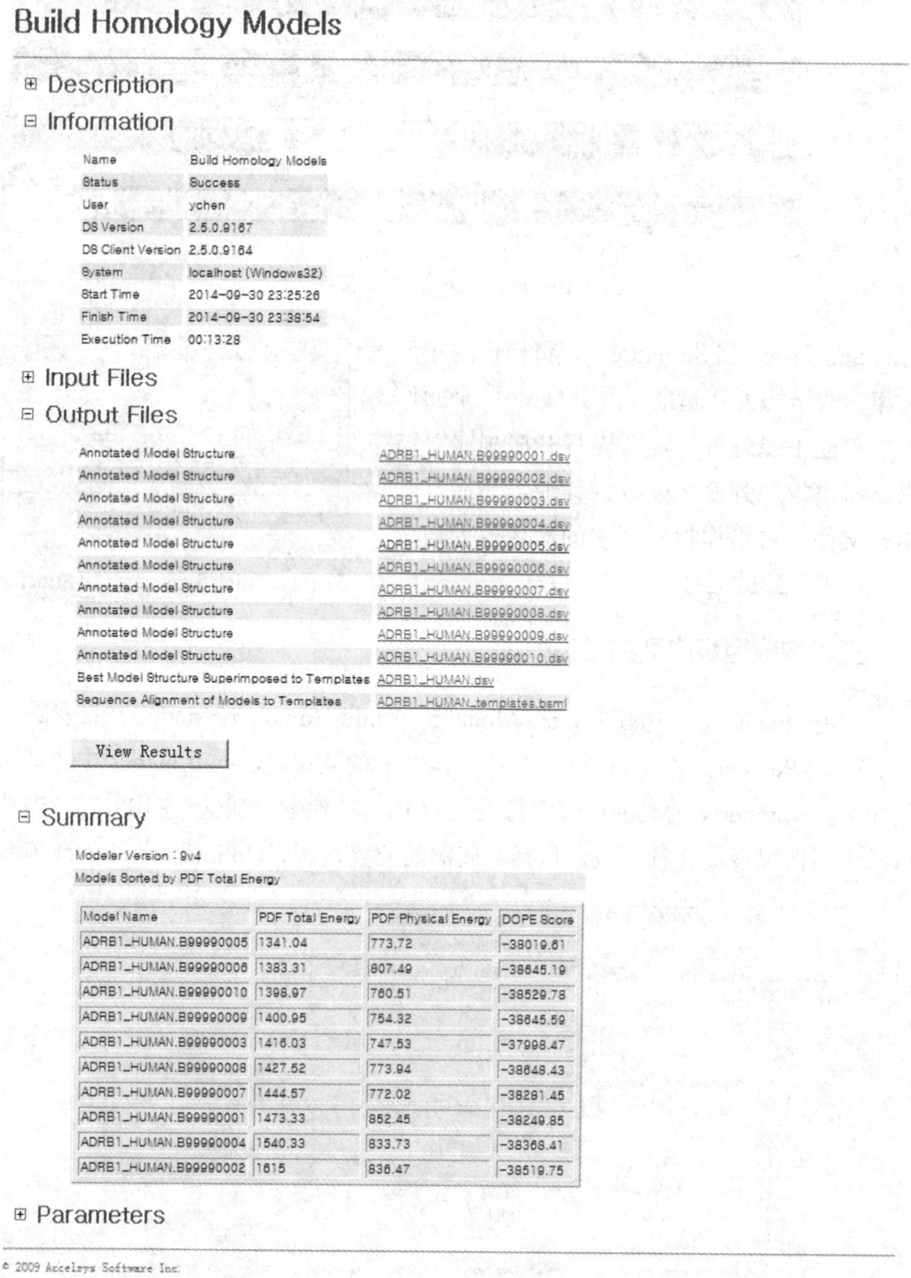

Build Homology Models

⊞ **Description**

⊟ **Information**

Name	Build Homology Models
Status	Success
User	ychen
DS Version	2.5.0.9167
DS Client Version	2.5.0.9164
System	localhost (Windows32)
Start Time	2014-09-30 23:25:26
Finish Time	2014-09-30 23:38:54
Execution Time	00:13:28

⊞ **Input Files**

⊟ **Output Files**

Annotated Model Structure	ADRB1_HUMAN.B99990001.dsv
Annotated Model Structure	ADRB1_HUMAN.B99990002.dsv
Annotated Model Structure	ADRB1_HUMAN.B99990003.dsv
Annotated Model Structure	ADRB1_HUMAN.B99990004.dsv
Annotated Model Structure	ADRB1_HUMAN.B99990005.dsv
Annotated Model Structure	ADRB1_HUMAN.B99990006.dsv
Annotated Model Structure	ADRB1_HUMAN.B99990007.dsv
Annotated Model Structure	ADRB1_HUMAN.B99990008.dsv
Annotated Model Structure	ADRB1_HUMAN.B99990009.dsv
Annotated Model Structure	ADRB1_HUMAN.B99990010.dsv
Best Model Structure Superimposed to Templates	ADRB1_HUMAN.dsv
Sequence Alignment of Models to Templates	ADRB1_HUMAN_templates.bsml

```
View Results
```

⊟ **Summary**

Modeler Version : 9v4

Models Sorted by PDF Total Energy

Model Name	PDF Total Energy	PDF Physical Energy	DOPE Score
ADRB1_HUMAN.B99990005	1341.04	773.72	-38019.61
ADRB1_HUMAN.B99990006	1383.31	807.49	-38645.19
ADRB1_HUMAN.B99990010	1398.97	760.51	-38529.78
ADRB1_HUMAN.B99990009	1400.95	754.32	-38645.59
ADRB1_HUMAN.B99990003	1416.03	747.53	-37998.47
ADRB1_HUMAN.B99990008	1427.52	773.94	-38648.43
ADRB1_HUMAN.B99990007	1444.57	772.02	-38281.45
ADRB1_HUMAN.B99990001	1473.33	852.45	-38249.85
ADRB1_HUMAN.B99990004	1540.33	833.73	-38368.41
ADRB1_HUMAN.B99990002	1615	836.47	-38519.75

⊞ **Parameters**

© 2009 Accelrys Software Inc.

图 1-13　Build Homology Models 结果报告

在 Summary 部分，列出了所建立 10 个结构模型的概率密度函数（PDF 值）和 DOPE 值，根据 PDF 总能量值和 DOPE 值进行相应的排序。建模时，DS MODELER 首先会提取模板的几何特征，然后使用 PDF 来定义蛋白质结构中诸如键长、键角、二面角等几何特性，接着它会对 PDF 函数施加一定的约束条件，并以此来构建目标蛋白的 3D 结构，PDF 值可以直接反应所构建模型的好坏。一般，PDF 总能量越小，表明模型能更好满足所提取的同源约束条件，模型的可信度越大。而 DOPE 的分数可认为是衡量同一个分子不同构象的可信度的标准，能够帮助选择预测结构的最优模型，分数越低，可认为模型越可靠。

从 10 个模型中选出一个模型为 PDF 值和 DOPE 值均最小的模型，即能量最小的模型。此例中为第五个模型，在 Output Files 中点击打开此能量最小的模型的文件 ADRB1_HUMAN.B99990005.dsv（图 1-14）。

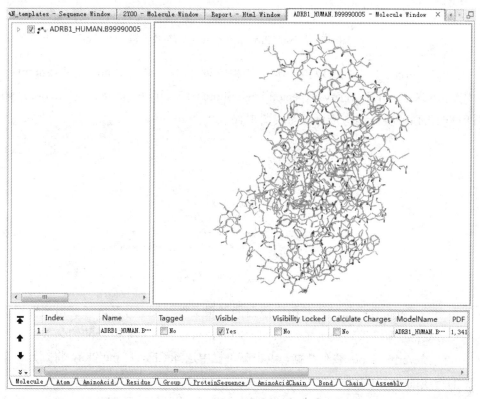

图 1-14　模建得到的能量最小的结构

四、模型评估

1. Profile-3D

Profile-3D 是 UCLA 的 David Eisenberg 教授开发的一种基于"穿线"（threading）法的模型评估程序。该方法采用 3D-1D 的打分函数来检测所构建模型与自身氨基酸序列的匹配度关系。分数介于最高期望值和最低期望值之间时表明建立的模型比较合理，且越接近最高期望值模型越好。

在 Protocols 中，选择 Protein Modeling | Verify Protein(Profiles-3D)，可以选择模板和模型文件一起进行评价（图 1-15）。

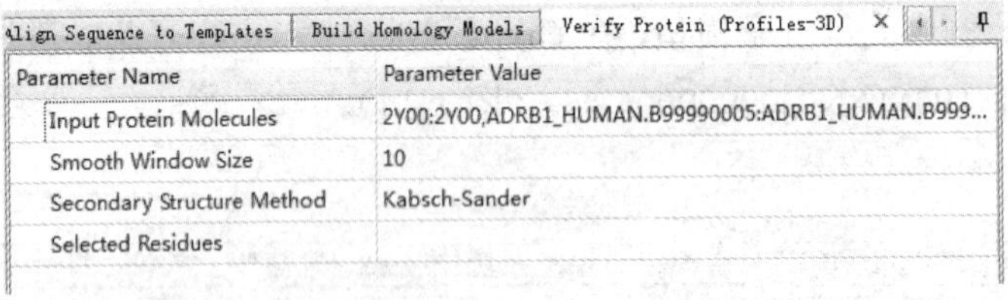

Align Sequence to Templates	Build Homology Models	Verify Protein (Profiles-3D)	X
Parameter Name	Parameter Value
Input Protein Molecules	2Y00:2Y00,ADRB1_HUMAN.B99990005:ADRB1_HUMAN.B999...
Smooth Window Size	10
Secondary Structure Method	Kabsch-Sander
Selected Residues	

图 1-15　Verify Protein(Profiles-3D)参数设置

运行 protocol，完成后双击 Jobs 中的相应条目，打开 Report.htm 文件。Summary 中 Verify Score 介于 Verify Expected High Score 和 Verify Expected Low Score 之间即证明蛋白的整体结构是合理的（图 1-16）。

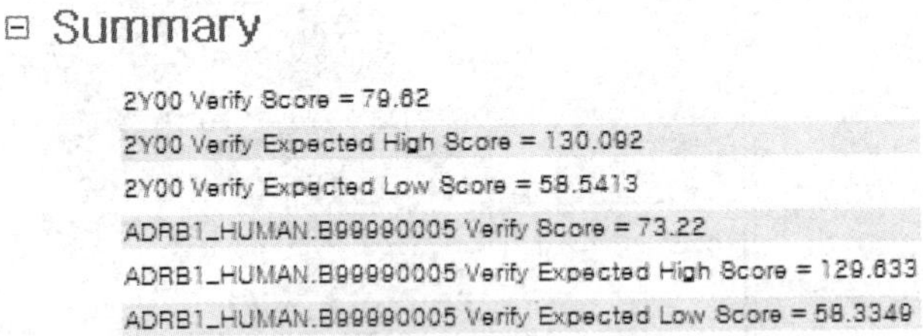

□ Summary

2Y00 Verify Score = 79.62
2Y00 Verify Expected High Score = 130.092
2Y00 Verify Expected Low Score = 58.5413
ADRB1_HUMAN.B99990005 Verify Score = 73.22
ADRB1_HUMAN.B99990005 Verify Expected High Score = 129.633
ADRB1_HUMAN.B99990005 Verify Expected Low Score = 58.3349

图 1-16　Profiles-3D 评价的 Summary

点击 Output Files，打开相应蛋白的结果文件（图 1-17），在窗口底部点击 AminoAcid，拖动滚动条至尾列 Verify Score，可以查看每个氨基酸的分数。

选择 Verify Score 整列数据，点击菜单栏中选择 Chart | Line Plot，将打开一个新的折线图（图 1-18）。

选择 Line Plot 中对应的分数低的氨基酸，选中的氨基酸在分子窗口中会被高亮出来，可以便捷地看到低分的比对区域（图 1-19）。

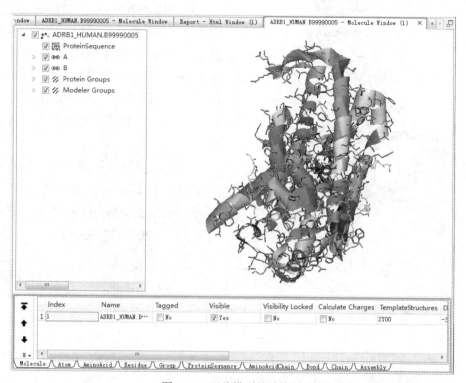

图 1-17　评估模型的结构图

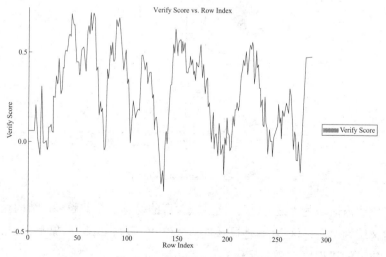

图 1-18　模型评价的 Line Plot

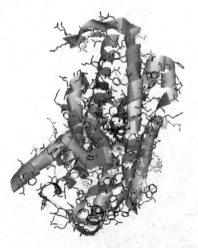

图 1-19 模型中不合理区的高亮显示

2. Ramachandran Plot 评价

Ramachandran plot（拉氏图）用于阐述蛋白质或肽立体结构中肽键内 α 碳原子和羧基碳原子间的键的旋转度（psi）对 α 碳原子和氮原子间的键的旋转度（phi）的关系，主要用来指明蛋白质或肽类中氨基酸的允许和不允许的构象。

把模建出的能量最小的结构放在当前活动窗口中，在菜单栏里选择 Chart | Ramachandran Plot，即显示其拉氏图（图 1-20，彩图见书后）。

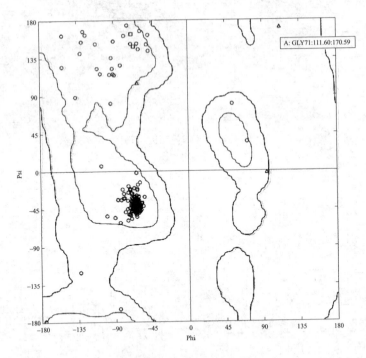

图 1-20 Ramachandran Plot

蓝色线内区域为"最适区"，该区域含有的氨基酸个数越多，结构越可信；紫色线内区域为"允许区"；其他区域的点（红色）为 psi-phi 构象不合理的氨基酸，可能是建模的错误区，需要优化。

但是拉氏图评价一般不采用 DS 中的这种结果，而是在 UCLA-DOE 的 SAVEs 在线蛋白检测服务器（http://services.mbi.ucla.edu/SAVES/）中利用 PROCHEK 进行拉氏图的评价。

打开网页后只要在线提交待评价的模型结构 pdb 文件即可，选择要运行的程序，自动给出结果下载相应文件即可。拉氏图评价是使用其中的 PROCHECK，下载其中 Ramachandran plot 结果，有多种文件格式可供下载查看。结果中会给出位于不同区域氨基酸的百分比数值，此例中位于结构不合理区的氨基酸百分比为 0，表明构建结构合理（图 1-21，彩图见书后）。

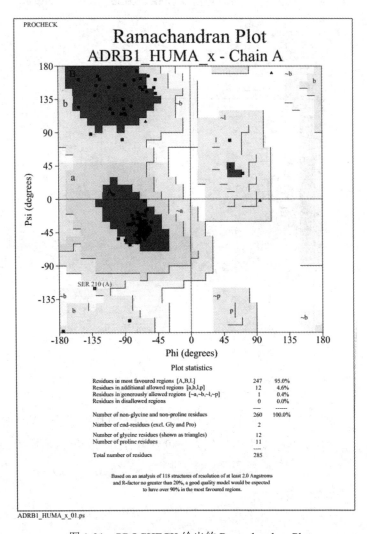

图 1-21　PROCHECK 给出的 Ramachandran Plot

同时还要用 PROSA（https://prosa.services.came.sbg.ac.at/prosa.php）进行能量上的评价。同样也是打开网址，提交结构的 pdb 文件网页即显示评价结果图像（图 1-22）。结果显示出目前在 PDB 数据库中实验所确定的与目标模型大小相似的蛋白结构链的 Z-score，并形成一个分布区。如果模建出来的模型的 Z-score 落入这个分布区，则说明模型结构是合理的。一般 Z-score 为负值即为合理的。此例中 Z-score 的点在分布区内。

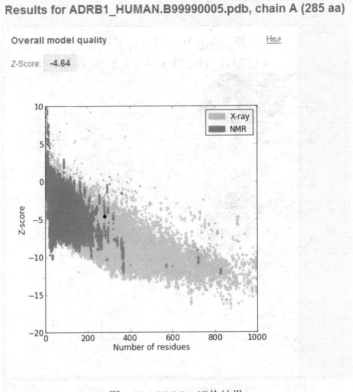

图 1-22　PROSA 评价结果

至此，建立的模型已经比较合理，但是一般还需利用分子力学或分子动力学的方法进一步优化，分子动力学优化方法可参考分子动力学模拟章节。

重点回顾

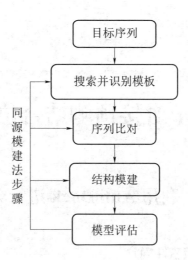

■ 第二章 ■

分子对接预测结合位点

第一节　利用 AutoDock 进行分子对接

一、AutoDock 对接软件简介

AutoDock 是一款由 Scripps 研究所的 Olson 实验室开发与维护的开源的分子模拟软件，最主要应用于蛋白与小分子配体的分子对接。其用户图形化界面（GUI）工具为 AutoDock Tools（ADT）。AutoDock 的新一代产品为 AutoDock Vina[①]。

AutoDock 软件由 AutoGrid 和 AutoDock 两个程序组成。其中 AutoGrid 主要负责格点能的计算，而 AutoDock 则负责构象搜索、聚类及打分评价。

早期版本的 AutoDock 使用模拟退火算法（Simulated Annealing Algorithm）来寻找配体与受体最佳的结合位置状态，而从 3.0 版本开始后默认使用拉马克遗传算法（Lamarckian Genetic Algorithm，简称 LGA）。测试结果表明，LGA 比传统的遗传算法和模拟退火具有更高的效率。

AutoDock 格点对接的基本流程如下（图 2-1）：首先，用围绕受体活性位点的氨基酸残基形成一个范围更大的格点盒（Grid Box），然后用不同类型的原子作为探针（probe）进行扫描，计算格点能量，此部分任务由 AutoGrid 程序完成。然后 AutoDock 程序对配体在 Grid Box 范围内进行构象搜索（conformation search），最后根据配体的不同构象（conformation）、取向（orientation）、位置（position）及能量（energy）进行评分（scoring），最后对结果进行聚类（clustering）与排序（ranking）。

那么在此次教程中，我们会对 PBD 编号为 4G1N 的蛋白原配体进行重对接。

---

① 有关 AutoDock Vina，请参照相关教程，本文不做讨论。

教程文件夹中应有四个文件：4G1N_Cleaned.pdb 为已经前准备好的蛋白分子，4G1N_lig.pdb 为前准备好的小分子配体，chemdraw_to_pdb.xml 为用于 Pipeline Pilot V7.5（后简称 PP）的流程文件，config.txt 为格点盒子参数文件。

　　下载地址：AutoDock Tools：http://mgltools.scripps.edu/downloads；AutoDock 4.2：http://autodock.scripps.edu/downloads/autodock-registration/autodock-4-2-download-page

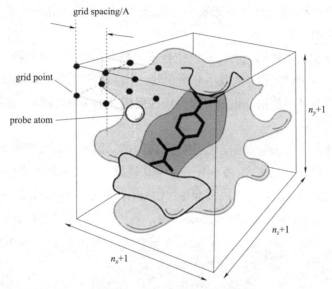

图 2-1　AutoDock 格点对接示意图

二、AutoDock 单分子对接单蛋白——刚性对接

（一）受体选择与前准备（4G1N.pdb 至 4G1N_Cleaned.pdb）

从 pdb 中下载蛋白时需注意以下内容。

1. Organism（来源）

应契合研究对象。

2. Method（解构方法）

绝大多数为 X 射线衍射（X-RAY DIFFRACTION）。

3. Resolution（分辨率）

应小于 3.0Å，分辨率越小，蛋白结构越准确，越优先选择。

4. Ligand Chemical Component（小分子配体信息）

确定口袋中结合了何种配体，以及此配体骨架和结合模式是否和被对接的分子相似，口袋中结合配体的优先选择，结合相似骨架配体的晶体优先选择。

5. 分析

通过阅读 Primary Citation，确定蛋白无突变、且配体的结合为稳定态而非中间态。

下载蛋白后，应用其他软件（如 PyMOL，Discovery Studio 等）手动检查以下内容。

（1）肽链结构/重要残基有无缺失（蛋白柔性链越多，结晶时结构越不稳定，解构时越不易识别）。

（2）小分子配体解构是否正确，结合模式是否和文献报道相符。

（3）若为多聚体蛋白，请取小分子正确、蛋白结构完整的单体作为研究对象；若有原配体的重对接数据，也可参照对接前后配体的 RMSD 值，选择 RMSD 小于 1Å 的配体口袋。

（4）此外，还需去除晶胞，并删除蛋白内的结晶水（若希望做含水对接，请仔细挑选结晶水分子）、非蛋白小分子及所有氢原子；此步骤推荐使用 Discovery Studio 中的 Clean Protein 模块来准备，Clean Protein 的模块设置选项在 Edit→Preferences/Protein Utilities/Clean Protein 内，具体设置（图 2-2）如下。

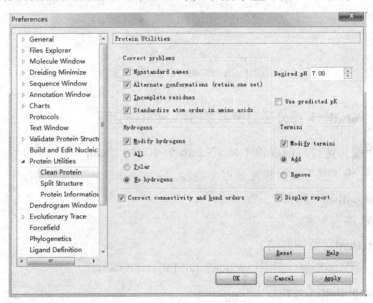

图 2-2 Clean Protein 参数设置

①Correct problems 全选；

②右侧 Desired pH=7.00，Use predicted pK 不用勾选；

③Hydrogens 选择 Modify hydrogens/No hydrogens；

④Termini 选择 Modify termini/Add；

⑤选择 Correct connectivity and bond orders 和 Display report；

前准备完成后，保存蛋白为 4G1N_Cleaned.pdb。教程文件中已提供。

（二）配体绘制与前准备（化合物结构至 Ligand.cdx 至 Ligand.pdb）

大部分情况下，我们会在 ChemDraw 上画出需要进行对接的分子，并存储成 cdx 格式。cdx 格式的配体前准备流程推荐使用 PP 进行，需要 chemdraw_to_pdb.xml。

1. 打开 PP。

2. 将 chemdraw_to_pdb.xml 直接拉拽到 PP 主界面的空白窗口中。见图 2-3（方框圈出了本部分的后续步骤）。

3. 点选 ChemDraw Reader 组件。

4. 在右下 Parameters/Source 栏中输入 Ligand.cdx 的路径。

5. 点选最右的 PDB Writer 组件。

6. 在右下 Parameters/Destination 栏中输入输出文件路径，输出文件名设置为 Ligand.pdb。

7. 点选上方绿色箭头运行，当提示 Finished 时运行完成。

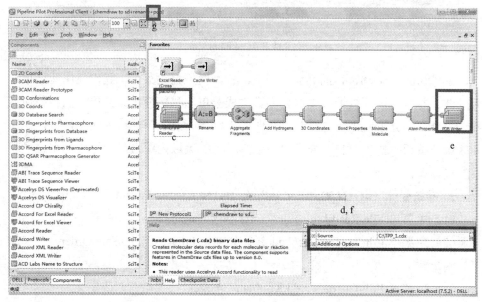

图 2-3　Pipeline Pilot：chemdraw_to_pdb.xml 的流程参数设置与运行

若无法获取 chemdraw_to_pdb.xml，也可以自己搭建一个简单的前准备 PP protocol。protocol 的组成包括输入组件、处理组件和输出组件，首先请在 Chemdraw 上把分子存储为 mol 格式，按 Mol Reader→3D Coords→Minimize Molecules→Standardize Molecules→PDB Writer 的顺序搭建 protocol。为方便，可将 protocol 存为 chemdraw_to_pdb.xml，方便后续使用。

若无 Pipeline Pilot，则可用其他软件代替操作，其中以下几点是必须的：①二维分子文件必须转为三维分子；②三维分子文件内拓扑结构必须正确；③分子必须经过能量最小化处理。不然，AutoDock 自身不会改变键长，对接出的结果可能令人啼笑皆非，如苯环过小，分子内原子间错误连接等。在本次实验中，我们直接使用蛋白的原配体文件 4G1N_lig.pdb 进行对接。

（三）在 AutoDock Tools 上进行受体和配体的准备和对接参数文件的生成

1. 打开 AutoDock Tools，熟悉界面

在 MGLTools (1.5.6 rc3)的安装目录下运行 adt.bat，打开 AutoDock Tools (1.5.6 rc3)；AutoDock Tools 无法打开时，请修改 MGL Tools 安装根目录下 adt.bat，将 python.exe 的路径改为指向 MGL Tools 安装根目录下的 python.exe，另可将相对路径改为绝对路径如图 2-4。

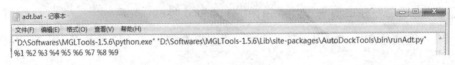

图 2-4　adt.bat

熟悉 AutoDock Tools 的界面（图 2-5）：A 区域为主菜单，我们使用此菜单导入受体，并对其进行编辑；B 区为参数生成菜单，我们使用此菜单下的各种功能导入并准备小分子，生成对接参数文件；C 区域为显示模式选择区域，可以使用此区域的按钮改变蛋白和小分子的显示模式；D 区域为图形显示区域，在这里观察对接体系；

2. 准备受体（4G1N_Cleaned.pdb 至 4G1N_Cleaned.pdbqt）

（1）主菜单 File/Read Molecule/.../4G1N_Cleaned.pdb。

（2）主菜单 Edit/Hydrogens/Add/参数分别为 PolarOnly, noBondOrder, yes，（加氢）确定。

（3）主菜单 Edit/Charges/Add Kollman Charges，（加电荷）确定。

（4）参数生成菜单 Grid/Marcomolecule/Choose/选择 4G1N_Cleaned/Select Molecule，忽视 WARNING，点确定。

（5）自动跳出保存窗口，保存为 4G1N_Cleaned.pdbqt。

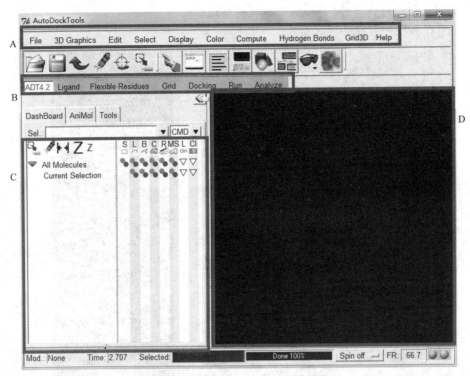

图 2-5　认识 AutoDockTools 的界面

3. 准备配体（**4G1N_lig.pdb** 至 **4G1N_lig.pdbqt**）

（1）参数生成菜单 Ligand/Input/Open/文件类型选为 PDB Files: (*.pdb)，选择 4G1N_lig.pdb。

（2）程序会自动对小分子进行准备（加氢，加电荷，检测柔性键），跳出 Summary 窗口，确定。

（3）参数生成菜单 Ligand/Output/Save as PDBQT…/…/4G1N_lig.pdbqt。

4. 设置格点参数（生成 **4G1N.gpf**）

（1）参数生成菜单 Grid/Set Map Types/Choose Ligand/选择 4G1N_lig/Select Ligand。

（2）参数生成菜单 Grid/Grid Box/在设置 Grid Box 坐标的界面（Grid Options）中选择 Center/Center on Ligand，再使用文件夹中 config.txt 中的数据对参数进行设置调整，得到满意的盒子边长值，成图见图 2-6，设置好后，选择 Grid Options 中的 File/Close Saving Current（File 的位置见图 2-6 的黑框部分，不是主菜单的 File）①。

（3）参数生成菜单 Grid/Output/Save GPF…/…/4G1N.gpf（请注意一定要加上扩展名，程序不会自动写成.gpf。

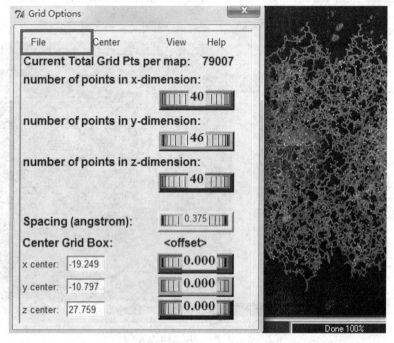

图 2-6　设置 Grid Box

5. 设置对接参数②（生成 4G1N.dpf）

（1）参数生成菜单 Docking/Marcomolecule/Set Rigid Filename/…/4G1N_Cleaned.pdbqt。

（2）参数生成菜单 Docking/Ligand/Choose/选择 Ligand/Select Ligand/跳出 AutoDpf4 Ligand Parameters 窗口，Set Initial State of Ligand（设置配体初始态坐标）：User-Specified Initial Position = random（在后面勾选 Random），同时确认各种信息，确定，有时候点两次确定才能关闭窗口。

（3）参数生成菜单 Docking/Search Parameters/Genetic Algorithm/跳出 Genetic

---

① 一般 Grid Box 的位置是要自己手动确定的。如若有原配体，可以考虑让原配体来帮助确定 Grid Box 的中心坐标，如本教程所述。如若没有原配体，则需要再详细确定盒子边界，将口袋容纳在内。默认盒子边长设置 40*40*40 可以适合大多数配体结合口袋的情况。最佳的盒子也应将原配体包含在正中央，且在 xyz 方向都能留出一定待对接化合物伸展的空间。

② 此步对应刚性对接的受体名称参数设置，若有柔性对接的需要，请参照其他教程，此处不做叙述。

Algorithm Parameters 参数设置窗口，可以考虑更改的有 Number of GA Runs、Maximum Number of evals 和 Maximum Number of generations，如希望做构象分析，Number of GA Runs 可以调到 100 或更多，结果较为可信，请参照其他文献对此处参数进行调整，确定。

（4）参数生成菜单 Docking/Output/Lamarckian GA (4.2) …/…/4G1N.dpf（同样注意一定要加上扩展名，程序不会自动写成.dpf）。

（5）至此检查文件夹内，应新生成了：

①4G1N_Cleaned.pdbqt   准备好的受体文件

②4G1N_lig.pdbqt   准备好的配体文件

③4G1N.gpf   AutoGrid 格点参数文件

④4G1N.dpf   AutoDock 对接参数文件

（6）如无其他需要，此时可关闭 AutoDock Tools。

（四）运行 AutoGrid4 和 AutoDock4 命令

1. 在 Linux 工作站上运行

（1）连接到自己实验室的计算服务器（应已经安装 AutoDock4）。

（2）在终端窗口中，新建自己的工作文件夹，进入并上传两个 pdbqt、一个 gpf 和一个 dpf 文件。

（3）输入命令：autogrid4 -p 4G1N.gpf -l 4G1N.glg 回车，等待运行完成。

（4）输入命令：autodock4 -p 4G1N.dpf -l 4G1N.dlg 回车，等待运行完成。

（5）可以见到新生成的对接结果文件 4G1N.dlg，下载此文件。

2. 在 Windows 上运行[①]

（1）请确认已经成功安装 AutoDock（版本应至少大于 4，安装后，目录中只有两个文件：AutoGrid4.exe 和 AutoDock4.exe）。

（2）请把这两个可执行文件复制到存有两个 pdbqt、一个 gpf 和一个 dpf 文件的工作文件夹中。

（3）开始/运行/cmd，通过命令行导航到自己的工作文件夹下。

（4）输入命令：autogrid4 -p 4G1N.gpf -l 4G1N.glg 回车，等待运行完。

（5）输入命令：autodock4 -p 4G1N.dpf -l 4G1N.dlg 回车，等待运行完。

（6）可以见到工作文件夹中产生了对接结果文件 4G1N.dlg。

---

① 也可通过 AutoDockTools 中的 Run 模块来设置命令运行（此略），但由于 AutoDock Tools 时常编译出错，因此推荐用命令行方式运行任务。

（五）对接结果初步分析

1. 聚类与能量分析

用写字板或 Notepad 2 打开 4G1N.dlg，分析结果。

（1）聚类分析：搜索 CLUSTER ANALYSIS OF CONFORMATIONS，分析每次遗传算法计算出的最佳打分构象，如果在 CLUSTERING HISTOGRAM 中，第一个聚类（也就是结合能数值最低的，称为最佳结合聚类）中的分子构象数不是全部聚类中最多的（最佳聚类聚类），那么我们就需要考虑这个最佳结合聚类是不是配体结合在受体中稳定存在的聚类。在绝大对数晶体原配体重对接的情况下，最佳结合聚类就是最佳聚类聚类。如果出现以上两种聚类不符的情况，若用于虚拟筛选，倾向选用最佳结合聚类，若用来构象分析，则倾向选用最佳聚类聚类。

（2）搜索 LOWEST ENERGY DOCKED CONFORMATION from EACH CLUSTER 观察在每个群集下最佳结合构象的 Estimated Free Energy of Binding（kcal/mol），此值在-9.0kcal/mol 上下，对应 Ki 为 nM 水平。

2. 用 PyMOL 打开 4G1N.dlg，观察对接构象[①]

此部分内容（如蛋白和配体显示、氢键检测和包埋分析等）请参照 PyMOL 相关教程。

三、Raccoon v1.0：AutoDock 参数文件的自动生成与批量对接的实现[②]

（一）系统与软件需求

1. 系统显示语言应更改至英语，若不更改系统语言，Raccoon 将无法设置任务输出路径[③]。

2. MGL Tools 1.5.6 rc3，用于准备蛋白和生成参数模板文件。

3. Raccoon v1.0：自动化生成参数文件的脚本，可在 Scripps 组网站上下载。下载地址：http://autodock.scripps.edu/resources/raccoon 下载后，可根据实验室（集

---

① 构象分析也可以使用 AutoDock Tools，但由于其操作复杂，界面不友善，推荐使用 PyMOL 或脚本。若希望用 AutoDock Tools 来观察构象，请参照 AutoDock Tools 相关教程。

② 此部分不包括教程文件。

③ Raccoon 不支持中文系统的解决方案:编辑 Raccoon 的 python 代码，首先在加载模块部分插入 import locale，后更改 def CheckDiskSpace(path): 函数的代码:

将函数中的 diskspace = output[-1].split()[-3] 行更改为:

　　if locale.getdefaultlocale()[0] == "zh_CN":

　　　　diskspace = output[-1].split()[-2]

　　else:

　　　　diskspace = output[-1].split()[-3]

群）服务器的需求对其进行编辑修改。不推荐使用 Raccoon v2.0（与最新版本 MGL Tools 1.5.7 rc1 绑定安装），由于：

①其只支持 AutoDock Vina；

②其只支持在集群服务器上运行，就连小分子库也只能从集群上调用；

③软件更新迟缓。

4. Notepad 2 等文本编辑工具，用于快速的文本编辑。

（二）软件安装和配置问题

1. MGL Tools 安装包自带 Python 对应版本语言。不需要提前安装 Python。

2. AutoDock Tools 无法打开时，请修改 MGL Tools 安装根目录下 adt.bat 同上文。

3. 将 Raccoon v1.0 的压缩包解压缩到 MGL Tools 安装根目录中，需要在 raccoon.bat 中修改 python.exe 和 raccoon.py 的路径，python.exe 的路径需指向 MGL Tools 安装根目录下的 python.exe，另可将相对路径改为绝对路径。运行 raccoon.bat 进入程序。

（三）受体蛋白准备和参数模板文件生成

请使用 AutoDock Tools 1.5.6 rc3，并参照上文 AutoDock 单分子对单蛋白——刚性对接流程教程，需生成蛋白的.pdbqt 和.gpf、.dpf 参数模板文件。

在生成针对于需要对接的一系列小分子的参数文件时，raccoon 需要这两个模板文件作为标准参照。程序生成的参数文件相对于模板参数文件而言，只更改了对应于这一个需对接的小分子的参数，即 gpf 文件中的 ligand_types、map 和 dpf 文件中的 ligand_types、map、move 和 torsdof。而 grid box 参数和其余对接参数则直接从模板照搬而来。也就是说，模板文件的生成需要谨慎并确保正确。

（四）小分子库（单独文件包含多个分子信息）的准备

1. 如果小分子库为 sdf 或其他格式，推荐用 Open Babel GUI 来转换成 mol2。请删除 mol2 文件中第一次出现@<TRIPOS>MOLECULE 行之前的所有内容，并让@<TRIPOS>MOLECULE 作为第一行。

2. 打开 Raccoon。初始面板见图 2-7。

3. 用 Utilities 中的 Split a MOL2 来将 mol2 库中的所有分子打散成单个 mol2 文件[①]。

---

① mol2 的文件名应尽量精简，除.mol2 外应不超过 19 位，总之越少越好。否则在运行 autodock4 时会出现错误：I'm sorry; I can't find or open "xxxxxxxxxxxxxxxxxxxxxxx_000001.pdbqt#"错误原因是在.dpf 中 move 一行 pdbqt 文件名顶到了后面的注释，因此程序识别时会认为其扩展名为.pdbqt#而非.pdbqt。

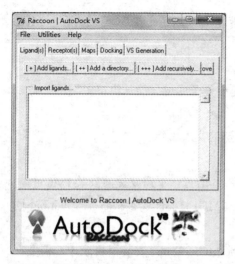

图 2-7 Raccoon V1 界面

4. 用文本文档方式打开第一个生成的 mol2 文件，将 @<TRIPOS>MOLECU-LE 补加在第一行。否则在转换为 pdbqt 时程序会因不识别而无法转换第一个分子。其他 mol2 文件不用改。

5. 根据需要，将生成的单分子 mol2 文件转移到其他目录。

（五）使用 Raccoon 批量生成对接参数文件

1. Ligand(s) Panel

最大化以显示更多按钮。

[+] Add ligands... 和 [++] Add a directory...可导入刚生成的 mol2 文件/单文件夹。[+++] Add recursively...可以导入某一文件夹及其子文件夹中的所有 mol2 文件。导入文件/文件夹后，mol2 文件会自动在原目录下转换为.pdbqt 文件。

[-] Remove selected 和[---] Remove all 用于删除选中分子。表单下的 PDBQT generation options 可以对 PDBQT 自动生成的参数进行修改。Filter ligand list...可以筛选已经导入到表单的分子。

2. Receptor(s) Panel

蛋白输入支持.pdb、.mol2（最下方也有 PDBQT generation options）和.pdbqt，Single target、Multiple Conformations 和 Flexible residues。推荐在 Autodock Tools 里直接保存蛋白为.pdbqt 文件，用 Add receptor file...读取。

3. Map Panel

Run Autogrid：

　·at each job：一般情况选择。

　·now：AutoGrid 将马上在本机运行，需设置 autogrid4.exe 的位置。

　·never：用于已经运行好 AutoGrid 的情况。

GPF template：

　·Load GPF template...：载入准备好的.gpf 模板。

　·Edit：可在载入模板后手动更改。

　·Cased maps：在 Windows 上不能修改，请参考帮助文件。

4. Docking Panel

From template/From template…选择后显示 DPF template 窗口，输入、编辑 DPF 参数模板同上。可以用 Generate default DPF 按钮生成预置模板（一般不会用到）。

5. VS Generation Panel

见图 2-8。

Summary 栏：如果上几步设置顺利，在此只需要设置输出目录（Set ditectory…）。

OS Options 栏：

（1）在 Linux 工作站上，不以 PBS 方式投放 AutoDock 作业。

①OS Options 选择 Workstation。

②勾选 Use Cygwin；Script generation 选择 master script for starting the VS。

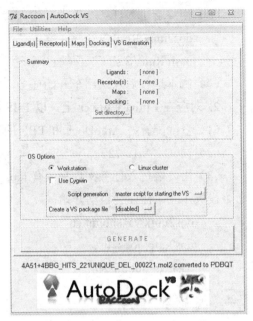

图 2-8　任务生成界面

③G E N E R A T E。输出文件夹中可见 RunVS.sh 文件。

（2）在 Windows 下投放 AutoDock 作业：

①OS Options 选择 Workstation；

②不勾选 Use Cygwin，其余同上；

③G E N E R A T E。

（3）在 Linux cluster 上，以 PBS 方式投放 AutoDock 作业：

①OS Options 选择 Linux cluster；

②勾选 Use Cygwin，其余同上；

③Create a VS package file 选择打包（方便上传，tar 或 tar.gz 等均可）；

④G E N E R A T E。输出文件夹中可见 vs_submit.sh 文件。tar（或压缩）包也已打好，内含工作文件夹中的所有内容。

（六）使用 Linux 工作站批量运行 AutoDock 任务

1. 对应在 Linux 工作站上，不以 PBS 方式投放 AutoDock 作业

（1）登陆实验室用于 AutoDock 计算的工作站；

（2）将工作文件上传至任务文件夹，若用到 rz 命令上传 tar 包，则需要确认

rz 上传窗口左下角应取消勾选"以 ASCII 方式上传"上传 tar 包，再输入命令解压[①]。

（3）用终端进入任务文件夹，输入命令投放作业：

dos2unix RunVS.sh

bash RunVS.sh

（4）脚本运行后默认回车开始任务。

2. 对应在 Linux Cluster 上，以 PBS 方式投放 AutoDock 作业

（1）登陆配置好 AutoDock 和 PBS 的集群服务器；

（2）同（六）1.（2）；

（3）用终端进入任务文件夹（有 jobs_list 和 vs_submit.sh 的路径），输入以下命令投放作业，作业会自动开始：

dos2unix vs_submit.sh

dos2unix jobs_list

bash vs_submit.sh

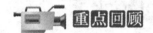 重点回顾

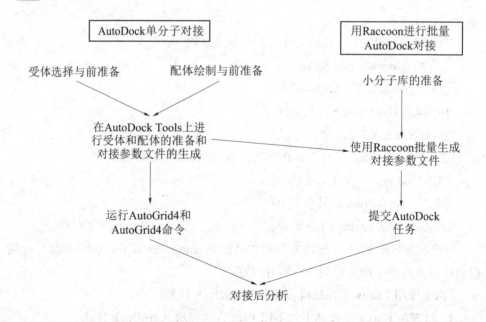

---

① tar 常用解压命令：tar –xvf file.tar（解压 tar 包）；tar –xzvf file.tar.gz（解压 tar.gz 包）；tar –xjvf file.tar.bz2（解压 tar.bz2 包）。

第二节 利用 DOCK 进行分子对接

一、软件介绍

DOCK 是由 UCSF（加利福尼亚大学洛杉矶分校）开发出的一套用于模拟分子对接的软件。最新发布的版本是 Dock6.6。与用 Fortran（有些用 C 语言）编写的 Dock3.6 不同，Dock6 及以后发布的各版本均是由 C++编写的，各个模块之间相互独立，给实验设计以及软件的应用提供了较高的灵活性。所有程序均是开源，学术机构可以通过申请免费获得该软件。

作为新版本的 Dock 程序，Dock6 在除基本打分函数之外还引入了其他打分方法，如：DOCK3.5 score，PB/SA score，AMBER score，Descriptor Score，SASA score 等。作为一款分子对接软件，其主要方法原理仍然是在蛋白（也可以是 RNA）活性位点处寻找化合物的最低能量构象，并找到与相应受体有较强结合力的分子作为苗头化合物。我们知道，构象搜索算法的效率和分子能量预测的准确性是解决分子对接问题的两个主要方面，而经典的 Dock 程序在这些方面又有什么优势特征呢？在进行对接教程之前，有必要对 Dock 软件的对接原理做一简要介绍。

在进行小分子构象搜索之前，先通过 SPHGEN 模块在活性位点处产生小球，形成活性口袋的负影像。Dock 程序采用的是分子片段生长方法，称为 Anchor-and-Grow。首先，定义配体的最大刚性结构，将其称为 anchor（锚）（图 2-9），并与活性口袋中的小球中心相匹配，产生 atom-sphere pairs 集合。锚的构象通过打分函数来评价同时进一步能量优化，按小分子 RMSD 值聚类，根据与小球的匹配情况删掉不合理的构象。然后，配体的其余柔性部分添加到最好的锚构象上（grow）（图 2-10），柔性部分的扭转角是通过 flex_drive.tbl 参数文件来定义的，

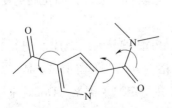

图 2-9　分子刚性部分（锚）与柔性键

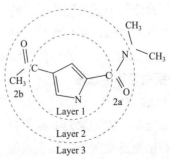

图 2-10　分子片段生长过程

同时结合位点处的几何形状限制了小分子的构象生成。这一过程的计算时间与刚性片段的构象数目、刚性片段种类、生长的构象数目、柔性键的数目及每个扭转键位置的数目成线性关系。

构象能量预测的方法用的是基于力场的打分函数，主要有三种评价方式，分别是碰撞筛选（Bump filter）、接触打分（Contact score）和能量打分（Energy score）。Bump Filter 是在用打分函数打分之前，先用 Bump filter 进行筛选，去除那些小分子原子与受体有碰撞的分子。如果两个原子间范德华半径之和小于定义的距离（默认为 0.75），则发生碰撞，认为构象不合理。Contact score 是小分子的所有原子与受体在一定范围内（默认为 4.5 埃）范德华能量的总和，如果两个原子距离接近碰撞距离，则 Contact score 会有相应的罚分。Energy score 是通过力场来计算的，DOCK 中力场的打分是计算小分子与受体间的能量，包括范德华能和静电能量（图 2-11）。

$$E = \sum_{i=1}^{lig} \sum_{j=1}^{rec} \left(\frac{A_{ij}}{r_{ij}^a} - \frac{B_{ij}}{r_{ij}^b} + 332 \frac{q_i q_j}{D r_{ij}} \right)$$

图 2-11　能量打分函数，i 和 j 分别代表配体原子与受体原子

通过活性位点处小球生成的口袋负影像，可大大增加构象搜索的效率，同时也减少了分子对接所需的时间。而 Dock 并行版的使用，更是将其广泛的应用在基于对接的虚拟筛选中。本教程中将详细的介绍 Dock6.6 单分子对接的使用步骤，并对用 Dock6.6 实现虚拟筛选作一概述。

二、使用教程

（一）准备受体和配体（Receptor and Ligand Structure Preparation）

Chimera 软件也是由 UCSF 开发出来的一款优秀的分子图形软件，其优势在于可以用命令行形式实现相应功能。其中的受体准备模块 Dock prep 和 DMS 模块可以完全针对 Dock 程序实现快捷，自动化的对接前准备工作，故在本教程中我们使用 Chimera1.8.1 来进行蛋白和配体的准备。选取的体系为 L-阿拉伯糖复合物。

1. 蛋白受体的选取

从 PDB 数据库中选取 L-阿拉伯糖复合物，PDB 编号为：1ABE。进行受体准备时的策略是，首先除去不需要的金属离子、溶剂分子，保留蛋白单体，然后补全不完整的氨基酸侧链，加上氢原子和电荷，并指定原子类型，Dock 采用的是SYBYL 原子类型标签和 AMBER 力场参数文件。

2. 准备受体文件

（1）运行 Chimera1.8.1 软件，File > Open 打开我们需要的蛋白 1ABE.pdb 文件。通过点住鼠标左键移动和按住滑轮拖动来进行蛋白的旋转和平移，旋转滑轮可放大和缩小蛋白。我们还可以查看蛋白是否为单体形式，选择 Select > Chain，如果显示的是 A 则为一个单体，AB 则是二聚体以此类推。

（2）Select > Structure > ligand，从复合物中选择配体，可以看到本例中有两个重叠在一起的配体，被选中的分子轮廓显示为绿色。在 Chimera 中，如果有任何结构被选中，即使该结构被隐藏，也可以看到软件界面的右下角有一个显示为绿色放大镜样式的图像。

Actions > Atoms/Bonds > delete，删除我们所选择的配体。

（3）Tools > Structure Editing > Dock Prep 进行受体的准备，打开 Dock Prep 对话框后，我们可以看到当前选择的要准备的受体文件 1ABE.pdb (#0)，下面各项分别为除去溶剂分子，删除非结合离子，氨基酸突变，补全侧链，加氢原子和电荷，保存 Mol2 文件。本例中我们依次勾选：

✓ Delete solvent

✓ If alternate locations, keep only highest occupancy

✓ Selenomethionine (MSE) to methionine (MET)

✓ Incomplete side chains

✓ Add hydrogens

✓ Add charges

✓ Write Mol2 file

点击 OK 后，软件依次按照所列的各项进行蛋白的准备。

出现 Add Hydrogens for Dock Prep 对话框，进行加氢选项，我们选择：

✓ Consider each model in isolation from all others

● Also consider H-bonds (slower)

● Unspecified (determined by method)

点击 OK。

出现 Assign Charges for Dock Prep 对话框，进行加电荷选项，我们选择：

Standard residues: AMBER ff12SB

● AM1-BCC

点击 OK。

各项都准备完后可在主界面的左下角看到 Dock Prep finished，并出现 Save 1ABE.pdb as Mol2 File 对话框，在窗口的上部分选择要保存的文件路径，File name

中输入文件的名称。这里我们输入 1ABE_charged 下面依次勾选：

✓ Add .mol2 suffix if none given

✓ Use untransformed coordinates

✓ Use Sybyl-style hydrogen naming (e.g. HE12 rather than 2HE1)

✓ Write current selection to @SETS section of file

点击 Save 保存准备好的蛋白 Mol2 文件。

（4）保存蛋白表面 dms 文件，为生成口袋小球做准备。

Select > Chemistry > element > H 选择蛋白表面的氢原子；

Actions > Atoms/Bonds > delete 删除氢原子，因为表面小球的计算需要蛋白表面上没有氢原子；

Action > surface > show 生成蛋白表面；

Action > surface > dot 以点显示蛋白表面；

Action > Atoms/Bonds > hide 隐藏残基；

Action > Ribbon > hide 隐藏蛋白条带；

Favorites > Command Line 打开命令行模式，可在下方的 Command 行输入命令：setattr s density 5 用来增加表面点的数量。

Actions > Color > all options… 打开 Color Actions 对话框，选择右侧：

● Surface 并点击左侧 green

至此我们可以看到一个完整的绿色点表示的蛋白表面（图 2-12，彩图见书后）。

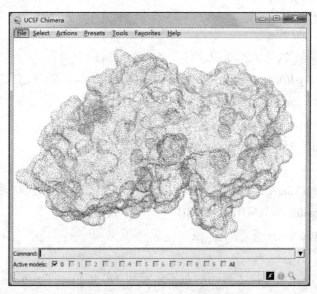

图 2-12 以圆点表示的蛋白表面

Tools > Structure Editing > Write DMS 打开 Save File in Chimera 对话框，保存表面 dms 文件。窗口上部分选择文件保存路径，File name 中输入保存的文件名：1ABE.dms，下方选择：

- Add .dms suffix if none given
- Save normal
- Limit output to displayed surface sections

点击 Save 保存。

注意：如果保存文件时出现错误，可能是由于保存的文件不为单一的结构造成的，可重新启动 Chimera 软件并重复（4）操作可解决问题。

3. 准备配体分子

Select > Residue > ARA 选择两个配体中的一个，被选择的结构以绿色显示。

Select > Invert (all models)；Actions > Atoms/Bonds > delete 选择 ARA 以外的部分，并删除。

Tools > Structure Editing > AddH 打开 Add Hydrogens 对话框，点选 Unspecified，点击 OK 完成小分子加氢。

Tools > Structure Editing > Add Charge 打开 Add Charges 对话框，点击 OK，出现 Specify Net Charges 对话框，点选 AM1-BCC 选择加电荷方式，点击 OK。待程序运行结束后即完成小分子加电荷。

File > Save Mol2... 按照保存蛋白文件方法进行保存设置，文件命名为 1ABE_ligand.mol2，点击 Save 完成配体的准备。

（二）受体活性位点处产生小球（Sphere Generation and Selection）

活性位点处小球的生成需要用到 SPHGEN 程序，该程序以及后面的操作需要在 Linux 系统下完成，在 Windows 下登陆到 Linux 系统服务器需要用到远程登陆软件如：SSH Secure Shell 或 SecureCRT，本教程中采用 SecureCRT 进行后续操作。

1. 准备好生成小球需要的参数文件 1ABE.dms 和 INSPH

1ABE.dms 文件已在上述操作中准备完成。

INSPH 文本文件如下：

```
1ABE.dms        #分子表面文件
R               #小球在表面外部(R),小球在表面内部(L)
X               #表面位点的特殊子集(X=all points)
0.0             #阻止产生大的球靠近表面(默认为0.0)
4.0             #最大小球的半径
```

```
1.4                    #最小小球的半径
1ABE.sph               #产生聚类的小球文件
```

注：#号后面的内容为参数的解释说明，不写入文件当中。文本中的第一行与最后一行的名称应与受体文件名称一致。

2. 将参数文件上传到 Linux 服务器上

在 Linux 系统下，进入自己新建的目录 DOCK_Tutorials 下，输入 rz 并回车，选择 1ABE.dms 和 INSPH，按确定上传到该文件夹中。可以看到上传后的 INSPH 变为 insph，输入命令 mv insph INSPH 将参数文件改为大写名称。

3. 生成活性位点小球

进入 DOCK_Tutorials 文件夹下，输入命令：**/路径/dock6/bin/sphgen**

注意：如果生成的表面小球数量超过 99999 个，则会出现错误，解决方法是选择以配体为中心蛋白的一部分，再生成表面。

运行结束后可看到生成两个文件 OUTSPH（蛋白表面小球的聚类情况）和 1ABE.sph（每个小球的半径及坐标信息）。输入 rz 并回车，上传 1ABE_ligand.mol2。因为我们保存的小分子为天然配体，则配体所在的口袋为活性位点，故我们选择以配体为中心，10 埃半径范围内的小球为活性位点处的小球，输入命令：

/路径/dock6/bin/sphere_selector 1ABE.sph 1ABE_ligand.mol2 10.0

生成的文件为 selected_spheres.sph

4. 查看位点小球的 pdb 文件

输入 rz 并回车，上传 selected_spheres.in 文件

输入：**/路径/dock6/bin/showsphere < selected_spheres.in** 生成 selected_spheres.pdb

（三）格点计算（Grid Generation）

1. 生成活性位点处的盒子

盒子的建立采用提问的方式指导生成（图 2-13）。

输入命令：**/路径/dock6/bin/showbox**（如图 2-13 操作）。

automatically construct box to enclose spheres [Y/N]? #是否自动建立活性位点处盒子

Y

extra margin to also be enclosed (angstroms)? (this will be added in all 6 directions) #以选择的活性位点小球为中心，向周围六个方向延伸的距离

5.0

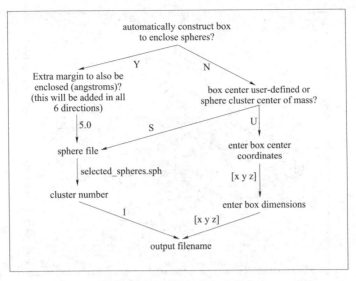

图 2-13　计算格点时，以提问的方式生成 grid.in 文件

Sphere file　#活性位点处小球的参数文件

Selected_spheres.sph

Cluster number　#聚类的数目

1

Output filename　#命名生成的盒子

1ABE_box.pdb

生成 1ABE_box.pdb 后，可将 selected_spheres.pdb 和 1ABE_box.pdb 下载下来观察

输入命令：**sz selected_spheres.pdb 1ABE_box.pdb**

用 Chimera 打开 1ABE_charged.mol2，1ABE_ligand.mol2，1ABE_box.pdb，selected_spheres.pdb

Select > Residue > SPH；Actions > Atoms/bonds > sphere 将位点小球调整为适合蛋白大小。（图 2-14）

2. 计算 Grid

Dock 程序在这一步中计算三种格点，分别为接触格点（.cnt），能量格点（.nrg）和碰撞格点(.bmp)。第一次进行格点计算时可按照提问形式进行操作，每项参数设置可按照自己实验的需要进行相应参数修改。输入 rz 并回车，上传格点计算所需要的文件，选择 1ABE_charged.mol2，vdw_ AMBER_parm99.defn。

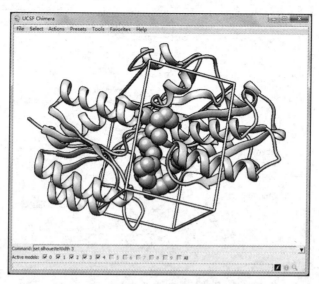

图 2-14　活性位点处小球与格点计算盒子

输入命令：**/路径/dock6/bin/grid –i 1ABE_grid.in** 看到 Finished calculation 即完成格点的计算。计算后可将生成的 1ABE_grid.in 文件保存下来，下次使用时可直接上传 1ABE_grid.in 并输入命令即可，无需再根据提问形式生成，但要注意确保 grid.in 的输入文件名称正确。

（四）分子对接（Docking）

配体小分子可以分别进行刚性对接和柔性对接，刚性对接的特点是，不进行小分子的构象搜索，直接将化合物构象中的原子与活性口袋中的小球中心进行几何匹配，通过匹配情况与能量格点对化合物进行打分。特点是速度非常快，但由于是刚性对接，准确性不高，适用于先生成化合物库中每个小分子的构象，再用 Dock 程序进行刚性对接。不管是柔性对接还是刚性对接，都是以提问的形式生成参数文件（dock.in 文件），两者区别在于，当提问出现 flexible_ligand 时，输入 no 则以下参数设定为刚性对接；输入 yes 则为柔性对接。Max_orientations 设置每个小分子生成的最大构象数目；simplex_anchor_max_iterations 设置每个锚部分每次循环时进行的最大迭代数；simplex_grow_max_iterations 设置每次生长的最大迭代数。Dock6 程序还可分别计算 EnergyScore 和 ContactScore，可在 contact_score_primary 和 grid_score_primary 处设置优先计算何种打分。

对于其他参数的详细解释可阅读 Dock 官网相关部分：http://dock.compbio.ucsf.edu/本教程附录中提供的是分子刚性对接和柔性对接的通用参数设置，读者需根据自己研究情况加以适当修改。

输入 rz 上传两个参数文件：flex.defn，flex_drive.tbl

输入命令：**/路径/dock6/bin/dock6 –i 1ABE_dock.in**

运算结束后可看到生成两个结果文件，分别为 1ABE_dock_primary_scored.mol2 和 1ABE_dock_secondary_scored.mol2，可通过记事本等相关软件打开看到打分结果。

同格点计算一样，生成的 1ABE_dock.in 文件也可保存下来，如果下次对接体系还为 1ABE 时，只需上传该文件和要对接的化合物 Mol2 文件，并修改 dock.in 文件的输入输出名称，再运行命令即可。

（五）虚拟筛选（Virtual screening）

上文提到的方法为单个分子的对接，而 Dock 程序在速度与准确度方面的优势使得其广泛用于化合物库的虚拟筛选。在此，为读者介绍一下 Dock6.6 用于虚拟筛选的方法。

虚拟筛选需要配置并行版 Dock6.6（dock.mpi），首先需有 dock6 安装包，学术机构可通过网上申请免费获得，网址为：http://dock.compbio.ucsf.edu/Online_Licensing/dock_license_application.html

配置过程为：

远程登陆到 Linux 服务器上，新建准备安装程序的文件夹并进入

输入 rz 上传 Dock6.6 安装包

输入：tar zxvf Dock6****.tar.gz 解压

cd dock6/bin

yum –y install flex byacc #安装编译文件

安装 openmpi（本教程 openmpi 安装路径为/usr/lib64/openmpi/）并写入环境变量

cd dock6/bin

ln –s /usr/lib64/openmpi/bin/mpicxx #将 mpicxx 连接到 dock6/bin 下

cp –r /usr/lib64/openmpi/lib/* /usr/lib64 #将 openmpi 下的 lib 复制到/usr/lib64 下

cd /dock6/install

./configure gnu.parallel

make dock

安装成功后，可在 bin 文件夹下看到生成 dock6.mpi 即为并行版 dock6 程序。受体准备过程同前，化合物库文件可直接上传包含多个小分子的 Mol2 文件，修改 dock.in 文件的输入输出名称。

输入命令：**mpirun –np n' dock6.mpi –i 1ABE_dock.in –o 1ABE_score** 其中，n'为要并行的核数。

（六）查看对接结果（View dock results）

计算后的 mol2 结果，可以用 Chimera 自带的 ViewDock tool 进行查看。

Tools > Surface/Binding Analysis > ViewDock 打开结果文件 1ABE_dock_primary_score.mol2

打开后可看到 ViewDock 窗口，该窗口分为三栏，上面一栏为化合物的名字和所属状态，中间栏显示的是选中分子的打分信息等，下面一栏则可以更改分子的所属状态。下面向读者介绍一下如何通过 ViewDock Tool 进行对接结果的分析。

主界面 File > Open… 打开蛋白 1ABE_charged.mol2 和原配体 1ABE_ligand.mol2 可观察到对接后的小分子构象在蛋白中的位置和与原配体的构象差异。为了能更清楚的看到小分子在蛋白口袋中的位置，我们将蛋白颜色改为宝石蓝色；并显示以对接构象为中心 5Å 范围内的氨基酸残基，将其中的氧原子改为橙色，氮原子改为蓝色；将原配体颜色改为洋红色，并以球棍模型显示。这一系列更改通过命令行实现。

Favorite > Command Line 输入：

preset apply interactive 1

color aquamarine #1

disp #1 & #0 z<5

color orange,a #1@o=

color medium blue,a #1@n=

color magenta #2

repr bs #2

将天然配体隐藏，按住 Ctrl 键，同时鼠标左键点击天然配体中的任意原子，按键盘上向上的键，可将整个天然配体选中。Actions > Atoms/Bonds > hide；Select > Clear Selection 将其隐藏。

ViewDock 窗口，Column > show 可在上一栏中添加 Grid score，Grid_vdw 等项，对于化合物库虚拟筛选结果来说，可通过点击每项名称对化合物库中的分子进行排序。

窗口最后一栏为当前选中分子的状态，共有三种不同的状态可以标注化合物，现将三种状态解释说明如下：

Viable—感兴趣的化合物或者暂时还没有被查看的分子。

Deleted—化合物不感兴趣但是之后还会查看。

Purged—完全不感兴趣的化合物。

通过 Compounds > List…筛选三种状态。

Hbonds > Add Count to Entire Receptor 打开 H-Bond Parameters 窗口，设置其中的参数计算化合物与蛋白之间的氢键数目（图 2-15）。

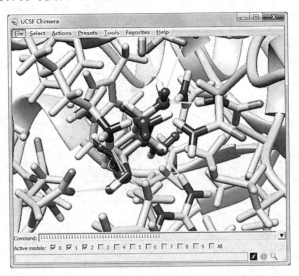

图 2-15　对接构象与周围蛋白间的氢键作用

最后，设置蛋白的透明表面，使图片美观便于观察。

```
Select > Structure > protein
Actions > Surface > show
Actions > Surface > transparency > 60%
Select > Clear Selection
```

Favorites > Side View 打开 Viewing 窗口，左右移动黄色竖线调整看到的视野。

重点回顾

Dock 操作流程：

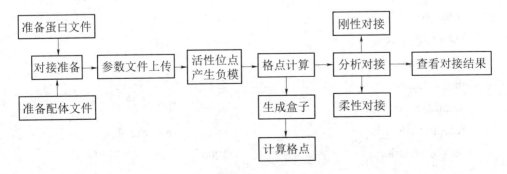

【注释】

1. Grid 参数设置

compute_grids	yes
grid_spacing	0.3
output_molecule	no
contact_score	yes
contact_cutoff_distance	4.5
energy_score	yes
energy_cutoff_distance	10
atom_model	a
attractive_exponent	6
repulsive_exponent	12
distance_dielectric	yes
dielectric_factor	4
bump_filter	yes
bump_overlap	0.75
receptor_file	1ABE_charged.mol2
box_file	1ABE_box.pdb
vdw_definition_file	vdw_AMBER_parm99.defn
score_grid_prefix	1ABE_grid

2. 刚性对接参数设置

ligand_atom_file	1ABE_ligand.mol2
limit_max_ligands	no
skip_molecule	no
read_mol_solvation	no
calculate_rmsd	no
use_database_filter	no
orient_ligand	yes
automated_matching	yes
receptor_site_file	selected_spheres.sph
max_orientations	1000
critical_points	no

chemical_matching	no
use_ligand_spheres	no
use_internal_energy	yes
internal_energy_rep_exp	12
flexible_ligand	no
bump_filter	no
score_molecules	yes
contact_score_primary	no
contact_score_secondary	no
grid_score_primary	yes
grid_score_secondary	no
grid_score_rep_rad_scale	1
grid_score_vdw_scale	1
grid_score_es_scale	1
grid_score_grid_prefix	1ABE_grid
multigrid_score_secondary	no
dock3.5_score_secondary	no
continuous_score_secondary	no
descriptor_score_secondary	no
gbsa_zou_score_secondary	no
gbsa_hawkins_score_secondary	no
SASA_descriptor_score_secondary	no
amber_score_secondary	no
minimize_ligand	yes
simplex_max_iterations	1000
simplex_tors_premin_iterations	0
simplex_max_cycles	1
simplex_score_converge	0.1
simplex_cycle_converge	1
simplex_trans_step	1
simplex_rot_step	0.1
simplex_tors_step	10

simplex_random_seed	0
simplex_restraint_min	no
atom_model	all
vdw_defn_file	vdw_AMBER_parm99.defn
flex_defn_file	flex.defn
flex_drive_file	flex_drive.tbl
ligand_outfile_prefix	1ABE_rigid
write_orientations	no
num_scored_conformers	1
rank_ligands	no

3. 柔性对接参数设置

ligand_atom_file	1ABE_ligand.mol2
limit_max_ligands	no
skip_molecule	no
read_mol_solvation	no
calculate_rmsd	no
use_database_filter	no
orient_ligand	yes
automated_matching	yes
receptor_site_file	selected_spheres.sph
max_orientations	500
critical_points	no
chemical_matching	no
use_ligand_spheres	no
use_internal_energy	yes
internal_energy_rep_exp	12
flexible_ligand	yes
user_specified_anchor	no
limit_max_anchors	no
min_anchor_size	40
pruning_use_clustering	yes
pruning_max_orients	100

pruning_clustering_cutoff	100
pruning_conformer_score_cutoff	25
use_clash_overlap	no
write_growth_tree	no
bump_filter	no
score_molecules	yes
contact_score_primary	no
contact_score_secondary	no
grid_score_primary	yes
grid_score_secondary	no
grid_score_rep_rad_scale	1
grid_score_vdw_scale	1
grid_score_es_scale	1
grid_score_grid_prefix	1ABE_grid
multigrid_score_secondary	no
dock3.5_score_secondary	no
continuous_score_secondary	no
descriptor_score_secondary	no
gbsa_zou_score_secondary	no
gbsa_hawkins_score_secondary	no
SASA_descriptor_score_secondary	no
amber_score_secondary	no
minimize_ligand	yes
minimize_anchor	yes
minimize_flexible_growth	yes
use_advanced_simplex_parameters	no
simplex_max_cycles	1
simplex_score_converge	0.1
simplex_cycle_converge	1
simplex_trans_step	1
simplex_rot_step	0.1
simplex_tors_step	10

simplex_anchor_max_iterations	500
simplex_grow_max_iterations	500
simplex_grow_tors_premin_iterations	0
simplex_random_seed	0
simplex_restraint_min	no
atom_model	all
vdw_defn_file	vdw_AMBER_parm99.defn
flex_defn_file	flex.defn
flex_drive_file	flex_drive.tbl
ligand_outfile_prefix	1ABE_flex
write_orientations	no
num_scored_conformers	1
rank_ligands	no

第三节　利用 Surflex-Dock 进行分子对接

一、Surflex-Dock 简介

Surflex-Dock 是 SYBYL 软件中的分子对接模块，由加州大学旧金山分校（UCSF）Jain 教授课题组开发，是一种快速准确的分子对接方式，它采用独特的经验打分函数和拥有专利的搜索引擎（基于分子相似性的搜索引擎）将配体分子对接到蛋白的结合位点。

Surflex-Dock 原理：Surflex-Dock 使用原型分子（protomol）表示蛋白的结合口袋，利用探针探测蛋白口袋表面疏水、氢键和静电等性质，生成蛋白质活性口袋的负像。

Surflex-Dock 引入了 Surflex-Dock Normal，Surflex-Dock Screen，Surflex-Dock Geom，Surflex-Dock GenomX 四种分子对接模式，可实现蛋白柔性对接、限制性对接、以 DNA 为靶的对接等特殊对接模式。

在打分函数方面，Surflex-Dock 的 C Score 是结合四种打分函数的一致性打分，极大程度地减少了由打分带来的偏差。C Score 具体包括 Kuntz-D_Score (from DOCK), FlexX-Chem Score(from FlexX), Willett-G_Score (from GOLD), Martin-PMF_Score (from PMF)。

相比于其他分子对接工具，Surflex-Dock 具有如下优点：

- 原型分子引导
- 对接准确性高
- 对接速度快（平均一个分子 2s 不到）
- 小分子内氢键可以考虑
- 考虑蛋白柔性
- 支持限制性对接
- 易于操作
- 支持并行

目前，Surflex-Dock 可以很好的完成如下应用：

➢ 研究活性小分子配体与生物大分子受体的相互作用模式，解释分子作用机制。

➢ 比较不同小分子与同一大分子间不同的作用模式，进行药物筛选或解释药效强弱差异。

➢ 比较同一小分子与不同大分子蛋白间不同的作用模式，解释药物作用的生物特异性。

➢ 进行基于结构的虚拟筛选，寻找先导化合物。

➢ 提供多种小分子结合构象，辅助 3D-QSAR 分析。

二、Surflex-Dock：以蛋白为受体的对接

下面我们以流感病毒神经氨酸酶的复合物晶体结构 1B9V 为例，进行 cognate 对接，演示 Surflex-Dock 的基本流程，比较对接构象与晶体结构中配体的位置与构象。

（一）预备工作（准备文件）

见图 2-16。

1. 打开 Sybyl（此处版本为 SYBYL-X2.0）

设置默认工作路径，点击 Options>Set>Default Directory，指定相应的路径即可，此步骤非常重要，便于找到运算过程中产生的文件。

2. 读入 1B9V.pdb

Import File>1B9V.pdb

3. 观察复合物的结构

通过菜单 View>Protein View>Define view 打开 Protein View 面板，或者直接点击 。

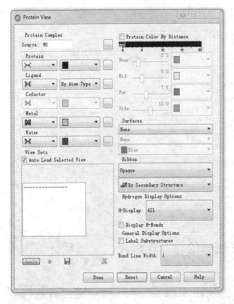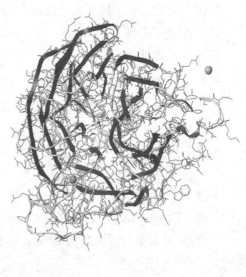

图 2-16　预备工作

将 Metal 的显示方式设置为"SF"（Space Fill），以便观察金属原子是否在活性位点内。

Ribbon Rendering 设为"Opaque"观察蛋白的二级结构。观察完毕，点击"Cancel"。

点击 Edit>Delete Everything，删除读入的 pdb1B9V.ent（Sybyl 中某一操作结束后，建议 Delete Everything，不容易干扰下一个实验）。

（二）打开 Surflex-Dock 准备蛋白

1. 打开 Surflex-Dock 界面（图 2-17）

➤ Applications>Docking Suite>Dock ligands。

➤ 确认"Docking Mode"为"Surflex-Dock(SFXC)"。

➤ 在"Docking Mode"区域里，点击"Define"，打开"Surflex-Dock- Define SFXC"对话框。

2. 开始准备蛋白

➤ 打开蛋白受体，在"Surflex-Dock- Define SFXC"对话框（图 2-18）中将 Receptor 文件格式设为"PDB"，点击"…"按钮，从文件的文件管理器窗口中选择"pdb1B9V.ent"并点击 OK 确认。

（被读取的文件不能被放在 default 路径里，否则无法读取）

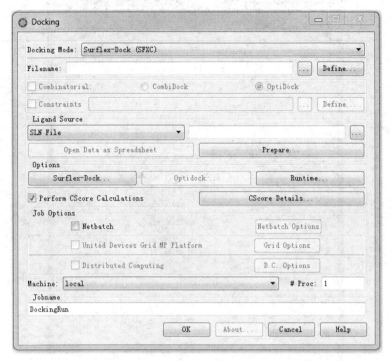

图 2-17　Docking 界面

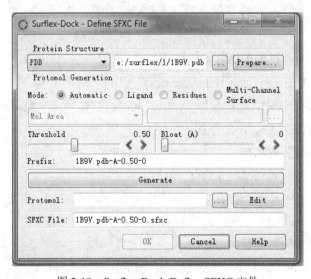

图 2-18　Surflex-Dock-Define SFXC 文件

➢ 点击"Prepare",打开"Prepare Protein Structure"对话框,对受体蛋白进行处理(图 2-19)。

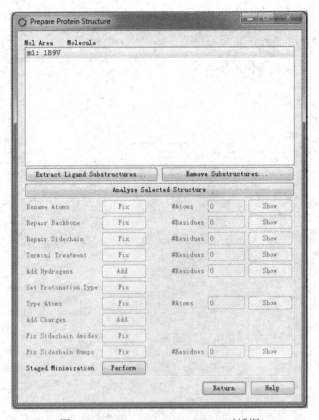

图 2-19　Prepare Protein Structure 对话框

3. 从复合物中提取配体并确定结合位点

➤ 点击"Extract Ligand Substructures"按钮。

➤ 在 Other 列表中，选择配体"A/RA2_468"；这时，屏幕只显示出配体 A/RA2_468 的结构，点击"OK"，配体提出。

4. 删除不需要的结构

➤ 点击"Remove Substructure"按钮。

➤ 在 Other 列表中，选中 A/NAG467，A/CA500，A/CA501；在 Water 列表中，点击"▣"（select all）按钮，删除所有水分子，点击"OK"。

5. 为蛋白加氢—准备蛋白质

➤ 点击"Analyze Selected Structure"激活蛋白质准备按钮。

➤ 点击"Add Hydrogens"，选择"All""Random"，点击"OK"键，加完氢后"Analyze Selected Structure"按钮会变灰。

➤ 其他按钮逐个调整，最后点击"perform Staged Minimization"，这一步较

慢，需要等到左下方 Command Console 窗口出现"Staged minimization protocol finished"命令后代表命令执行结束。

6. 保存处理后的蛋白文件

➤ 注意 OutputMol2 被自动取名为 1B9V_H.mol2，可自行修改文件名称。

➤ 点击"Receptor Preparation"下方的 OK 按钮完成蛋白的准备以及配体的提取（配体自动保存为 1B9V_ligand.mol2）。

（三）创建 Protomol 文件（设定对接口袋）

这里我们以天然配体为目标确定口袋。

1. 选择创建 Protomol 的方式为"Ligand"。

2. 确认用于创建 Protomol 的配体文件为"1B9V_ligand.mol2"。

3. 保留创建 Protomol 其他选项不变（包括 Threshhold 和 Bloat）。

4. 点击"Generate"，创建 Protomol。

创建过程需要约 1 分钟，生成的 Protomol 文件名为 1B9V_H-L-0.50-0-protomol. mol2。

5. 继续创建 Surflex-Dock 的控制文件（.sfxc）。

点击 OK，创建控制文件，并返回上级菜单。

（四）准备配体文件

1. 点击 Docking 面板最下面的 Cancel 按钮暂时退出 Surflex-Dock 界面。

2. 读入 1B9V_ligand.mol2（虚拟筛选时可选择 SLN 表单文件）。

3. 为配体加氢。

➤ Edit>Hydrogens>Add all Hydrogens

4. 保存配体文件。

File>Export File

文件名改为 1B9V_ligand_H.mol2

（五）指定待对接的配体并提交作业

1. 重新打开 Surflex-Dock 界面

➤ Application>Docking Suite>Docking ligands。

➤ 确认"Docking Mode" 为"Surflex-Dock(SFXC)"。

➤ 在"Docking Mode"区域里 Filename 选项边上，点击"…"，选择"1B9V_H-L-0.50-0.sfxc"，读入 sfxc 配置文件。

➤ 在"Ligand Source"区域，设置配体文件格式为"Mol2"，点击右侧"…"，选择 1B9V_ligand_H.mol2 为待对接的配体文件。

2. 检查并设置 Surflex-Dock 的对接选项

➢ 在 Options 区域内，点击"Surflex-Dock"按钮，打开"Surflex-Dock-Details"窗口（图 2-20）

➢ 在"Reference Molecule"区域，下拉框选择"Mol2File"并点击右侧的"…"，选择 1B9V_ligand_H.mol2 为配体的参考文件

➢ 点击"OK"退回 Docking 界面

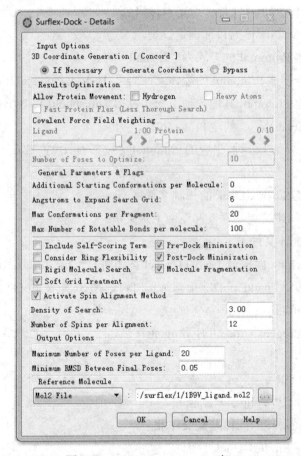

图 2-20　Surflex-Dock-Details 窗口

3. 取消 C score 计算

可选择，2.0 版本做虚拟筛选时此功能不可用，之后的版本可以。

4. 提交作业

作业名称默认为 Docking Run（图 2-21），确认后点击 OK，提交 Surflex- Dock 作业，作业开始在后台运行，SYBYL 的文本窗口显示了一些作业运行信息，同时

Docking 设置窗口自动关闭了。

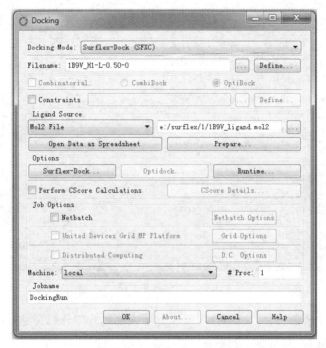

图 2-21　Docking run 窗口

（六）查看 Surflex-Dock 对接结果

1. 打开 Surflex-Dock 结果分析界面。

➤ Application>Docking Suite>Analyze Results。

2. 在 Result Browser 界面，点击"job name"右侧的"…"，打开"Docking Run"作业目录。

3. 在配体列表框内，查看对接打分。

4. 在配体列表框内，点击"1B9V_ligand"，显示配体的最高得分对接构象。

5. 比较对接前后配体构象、位置的变化。

➤ 点击 SYBYL 主界面的 File>Import File，读入 1B9V_ligand_H.mol2。

6. 查看分子得分。

➤ 选中配体对话框上方的"Table"，然后点击"pdb1B9V_ligand"，表格自动打开，里面保存了配体对接后输出的全部构象及打分（图 2-22）。

表征函数：Total Score 总的打分，打分越高越好。Crash 配体对接进受体时的不舒适程度，绝对值越小越好。

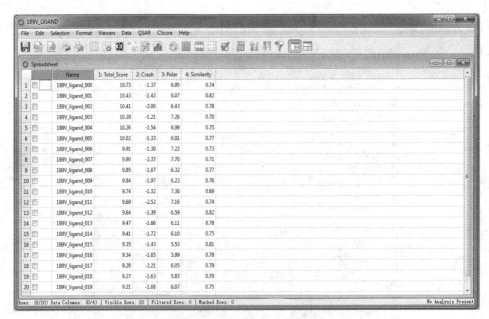

图 2-22　查看分子得分

Polar 极性函数得分，当结合口袋在分子表面时，打分越高越好；当结合位点位于分子内部时，打分越低越好。

（七）对接表面的添加

1. 打开对接结果界面。

➤ 点击 Edit>Delete Everything，清屏。

2. 点击 Application>Docking Suite>Analyze Results，在 Result Browser 界面，点击"job name"右侧的"…"，选择对接结果"Docking Run"。

➤ 在 View 中选择 Protein，显示蛋白受体和对接的配体分子，在下方配体对话框中选中配体，点击 Close 关闭。

➤ 双击选中配体分子，点击 Edit>merge，在弹出的 Molecule Area 中选择 1B9V，将配体分子导入受体蛋白中。

➤ 点击 Selection>ligand，选中配体分子，点击 ，选择 within5Å，即选择距离配体分子 5Å 以内的所有氨基酸残基。

➤ 点击 ，弹出 Atom Expression 对话框（图 2-23），将其中 Other Substructure 前面的勾去掉。

➤ 点击 Create Set，出现 Set Identifier 对话框（图 2-24），将选择的氨基酸残基定义为 Pocket1，点击 OK（连点三次）。

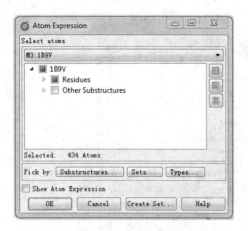

图 2-23　Atom Expression 对话框

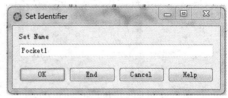

图 2-24　Set Identifier 对话框

➢ 点击 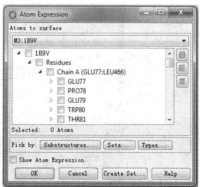，同时出现 Protein View 和 Atom Expression 对话框，点击 Atom Expression 对话框的 OK，连点三次后将之关闭。

➢ 点击 Protein View 对话框，在 surface 一栏中按照图 2-25 设定：

第一个下拉框选择 Active Site，第二个下拉框选择 Opaque。Atom Expression 对话框重新弹出。

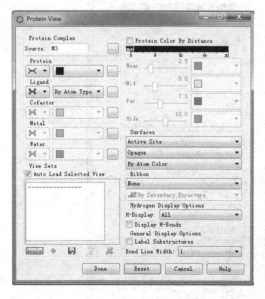

图 2-25　surface 栏设定

➢ 点击 Atom Expression 对话框中的 Set，弹出 Set for Atom Expression 对话框（图 2-26），选择我们之前设定的基团 pocket1，点击 Add。

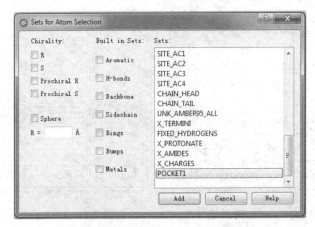

图 2-26　Set for Atom Expression 对话框

➢ 返回 Atom Expression 对话框，点击 OK。返回 Protein View 对话框，设定蛋白质的显示方式。在 Protein View 对话框中进行以下设定（图 2-27）：

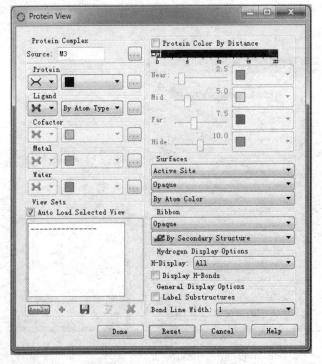

图 2-27　Protein View 对话框

Protein 部分：

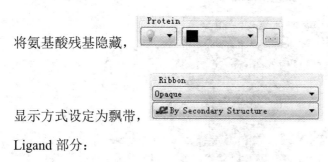

将氨基酸残基隐藏，

显示方式设定为飘带，

Ligand 部分：

将配体分子管状显示，

点击 Done。

➢ 更改背景颜色

点击 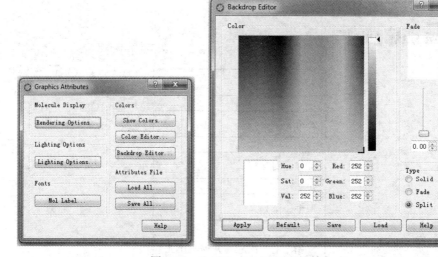，弹出 Graphics Attributes 对话框（图 2-28），点击 Backdrop Editor，打开 Backdrop Editor 对话框，选择想要的颜色，并且可以通过 Type 选择颜色的变化模式。点击 Apply 之后关闭对话框。

图 2-28　Graphics Attributes 对话框

得到的对接表面图如图 2-29。

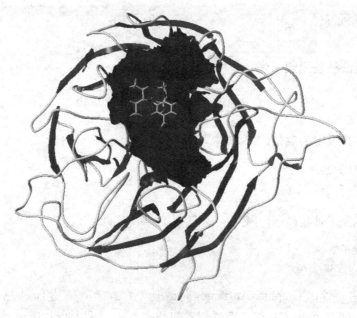

图 2-29 对接表面图

结束：退出。

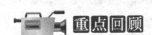 重点回顾

1. 预备工作

2. 准备蛋白

3. 设定对接口袋

4. 准备配体文件

5. 指定对接的配体并提交作业

6. 查看对接结果

7. 对接表面的添加

三、Surflex-Dock：以 DNA 为受体的对接

此对接是以 DNA 为受体进行的，操作流程以复合物晶体结构（PDBID:1D64）为例，这是一个 DNA 和戊烷脒的复合物，戊烷脒结合在 DNA 的小沟中。

Surflex-Dock 能正确识别 DNA 的原子，对接操作不需要特殊步骤。

（一）预备工作

这一步需要观察和了解受体结构特征。

1. 进入实验目录（实验目录可以自己指定），新建文件夹 surflexdock。

➤ 拷贝复合物的 PDB 文件，将 1D64.pdb 文件复制粘贴到刚才新建的 surflexdock 文件夹下。

2. 打开 SYBYL（双击桌面 SYBYL-X-2.0 图标）。

3. 读入 1D64.pdb（以下操作在 SYBYL 软件图形窗口执行）。

➤ File>Import File…。

➤ 在 Selection 窗口中点击 1D64.pdb，然后点击 OK。

4. 观察复合物的结构。

5. 删除晶体结构中的水分子。

➤ Selection>water。

Edit>Delete>Selected Atoms 或者直接点击 ✖ 。

6. 提取配体，保存到 M2 区域，并重新命名为 1D64_lig。

➤ 选择配体分子，Edit>Extract，在 Molecule Area 命令框里选择 M2，在 Selection 下方重命名为 1D64_lig，点击 OK。

7. 为 DNA 加氢，并保存为 mol2 文件（1D64.mol2）。

➤ 选中 M1，点击 Edit>Hydrogen>Add all Hydrogens。

➤ File>Export File>Save。

8. 修改配体的两个原子 N22、N24 的原子类型为 N.pl3（图 2-30 对于其他配体分子，根据相应的 N 原子类型做修改），然后为配体加氢，保存。

➤ View>Hide>Biopolymer（隐藏 DNA 分子）。

➤ 选中 N（id22）和（Nid24），点击 Edit>Atom>Modify Atom Types，Atom Types 选择 N.pl3 点击 OK。

➤ 选中分子 M2，点击 Edit>Hydrogen>Add All Hydrogens 或者点击 **H** 。

➤ 保存分子，File>Export File>M2：1D64_lig.mol2>Save。

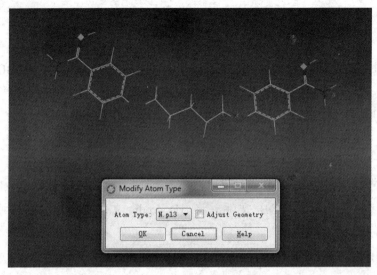

图 2-30　修改文字文本框

（二）运行 Sruflex-Dock

1. 打开 Sruflex-Dock 界面。

➢ Applications>Docking Suite>Dock Ligands。

➢ 确认"Docking Mode"为"Surflex-Dock(SFXC)"。

➢ 在"Docking Mode"区域里，点击"Define"来生成 sfxc 配置文件。

2. 设定 Protomol 文件，在"Surflex-Dock–Define SFXC File"窗口里分别指定：

（1）Protein Structure Mol2File 为 1D64.mol2。

（2）Protomol Generation Mode 为 Ligand，LigandMol2File 为 1D64_lig.mol2。

（3）然后点击"Generate"按钮生成 Protomol，默认名称为 1D64-L-0.50-0.mol2。点击 OK 返回"Dock"对话框。

3. 设定对接配体：在"Ligand Source"区域，设置配体文件格式为"Mol2File"，点击右侧的"…"，选择 1D64_lig.mol2 为待对接的配体文件。

4. 检查并设置 Surflex-Dock 的对接选项。

在 Options 区域内，点击"Surflex-Dock"按钮，打开"Surflex-Dock-Details"窗口（图 2-31）。

➢ 修改"Additional Starting Conformationsper Molecule"为 5（增加该项数字，可以增加配体对接的初始位置数量，增大采样空间）。

➢ 在 Flag 区域里，激活"Consider Ring Flexibility"（考虑环的柔性）和

"Pre-dock Minimization"（使配体分子在对接前先进行优化）。

➤ 在窗口的下方，激活"Use Reference Molecule"选项，并点击右侧的"…"，选择 1D64_lig.mol2 为配体的参考文件。

➤ 点击"OK"返回"Docking"界面。

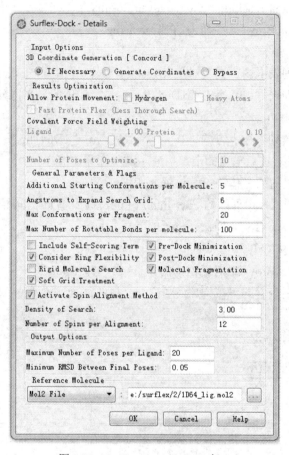

图 2-31　Surflex-Dock-Details 窗口

5. 取消 C score 计算。

6. 在 Job Options 一栏中激活"Net batch"，将 Dcoking 作业提交到后台，而不影响 Sybyl 的运行。

7. 作业名称默认为 Docking Run，确认后点击 OK，提交 Surflex-Dock 作业，作业开始运行，SYBYL 的文本窗口显示了一些作业运行信息，同时 Docking 设置窗口会自动关闭。

8. 对接运行约 1 分钟结束，对接结果分析的窗口会自动打开。

（三）查看 Sruflex-Dock 对接结果

1. 打开 Surflex-Dock 结果分析界面。

对接结束后，结果分析的窗口会自动打开；如果退出了分析窗口或该窗口没有打开，则可以按下面的菜单打开。

➢ Application>Docking Suite>Analyze Results。

2. 在 Results Browser 界面，点击"job name"右侧的"…"，打开"Docking Run"作业目录。

3. 在配体列表框内，查看对接打分。

4. 在配体列表框内，点击"1D64_lig"，显示配体的最高得分对接构象。

5. 查看 RMSD。

➢ 点选配体列表框上方的"Table"，然后点击"1D64_lig"，表格自动打开，里面保存了配体对接后输出的全部构象，以及打分详情。

6. 比较对接前后配体构象、位置的变化。

➢ 点击 SYBYL 主界面的 File>Import File，读入 1D64_lig.mol2。

➢ 观察对接前后配体构象、位置的差异。

7. 观察对接构象。

➢ 在 Results Browser 对话框中的 View 中选择_Site。

➢ 选中需要查看的对接构象，观察与受体的结合模式，黄色虚线表示的是氢键作用。

8. 结束：退出。

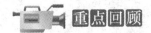 **重点回顾**

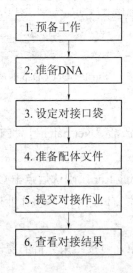

```
1. 预备工作
    ↓
2. 准备DNA
    ↓
3. 设定对接口袋
    ↓
4. 准备配体文件
    ↓
5. 提交对接作业
    ↓
6. 查看对接结果
```

四、Surflex-Dock：活性位点含金属原子的蛋白为受体的对接

以下将展示以活性位点含金属原子的蛋白为受体进行的对接，以复合物晶体结构（PDBID：1C3R）为例，这是一个组蛋白乙酰化酶（HDAC）类似蛋白（HDLP）和 HDAC 抑制剂曲古霉素 A（TSA）的复合物，HDLP 是癌症发生过程的一个药物靶标。曲古霉素 A 结合位点里有一个 Zn 原子，与 TSA 的羟肟酸基团形成了两个配位键（图 2-32）。

Surflex-Dock 能正确识别金属原子，将金属原子视为受体的一部分，对接操作不需要对金属原子进行特殊设置。

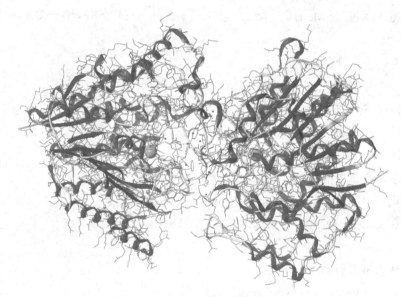

图 2-32　曲古霉素 A（TSA）复合物

（一）预备工作（准备文件）

这一步需要观察和了解受体结构特征。

1. 打开 Sybyl。

2. 设置默认工作路径，点击 Options>Set>Default Directory，指定相应的路径即可，此步骤非常重要，便于找到运算过程中产生的文件。

3. 读入 1C3R.pdb。

➢ Import File>1C3R.pdb。

4. 观察复合物的结构。

➢ 通过菜单 View>Protein View>Define view 打开 Protein View 面板。

➢ 将 Metal 的显示方式设置为"SF"（Space Fill），以便观察金属原子是否在活性位点内 Ribbon Rendering 设为"Opaque"观察蛋白的二级结构。观察完毕，点击"Cancel"。

➢ 点击 Edit>Delete Everything，删除所有分子（Sybyl 中某一操作结束后，建议 Delete Everything，不容易干扰下一个实验）。

（二）打开 Surflex-Dock 准备蛋白

1. 打开 Surflex-Dock 界面

➢ Applications>Docking Suite>Dock ligands。

➢ 确认"Docking Mode"为"Surflex-Dock(SFXC)"。

➢ 在"Docking Mode"区域里，点击"Define"，打开"Surflex-Dock- Define SFXC"对话框。

2. 开始准备蛋白

➢ 在"Surflex-Dock- Define SFXC"对话框中点击"Prepare"，打开"Receptor Preparation"对话框。

➢ 将 Receptor 文件格式设为"PDB"，点击"…"按钮，从文件的文件管理器窗口中选择"1C3R.pdb"并点击 OK 确认。

3. 从复合物中提取配体并确定结合位点

➢ 点击"Extract Ligand Substructures"按钮。

➢ 在 Other 列表中，点击选中配体"A/TSN_502"结构，点击"OK"，配体提出。

4. 删除不需要的结构

➢ 点击"Remove Substructures"按钮。

➢ 在 Other 列表中，选中 B/ZN503，B/TSN504。

➢ 在 Water 列表中，点击" 📧 "（select all）按钮，删除所有水分子。

➢ 点击"OK"。

5. 为蛋白加氢

➢ 点击"Analyze Selected Structure"激活蛋白质准备按钮。

➢ 点击"Add Hydrogens"，选择"All""Random"，点击"OK"键，加完氢后"Analyze Selected Structure"按钮会变灰。

➢ 其他按钮逐个调整，最后 Perform Staged Minimization。

6. 保存蛋白文件

➢ 注意 OutputMol2 被自动取名为 1C3R_H.mol2，可自行修改文件名称。

➢ 点击"Receptor Preparation"下方的 OK 按钮完成蛋白的准备以及配体的提取（配体自动保存为 1C3R_ligand.mol2）。

7. 修改蛋白结构

由于金属常与周围的氨基酸形成配位键，而按默认方式加氢后，有时添加的氢原子会出现在金属与形成配位键的氨基酸原子之间，对于这种情况需要进行调整。

所以，还需要根据文献检查周围的氨基酸残基的质子化状态（即氢原子添加的位置），并进行必要的修改。这里，与 Zn 形成配位键的 His170 的默认质子化状态不合理，需要修改。

➢ 退出 Surflex-Dock 界面。

点击"Cancel"按钮退出"Surflex-Dock-Define SFXC File"面板，然后再点击"Cancel"按钮退出"Docking"面板。

➢ 读入 1C3R_H.mol2。

点击菜单 File>Import File…，在 selection 框中选择 1C3R_H.mol2，点击"OK"按钮打开该文件。

➢ 修改金属原子周围氨基酸的质子化状态。

点击菜单 Biopolymer>Prepare Structure>Set Protonation Type，打开"Set Protonation Type"面板。（图 2-33）在 Manipulate 后面的下拉框选择 All，在"Select Residue"框中，点击"Auto Center"，在图形窗口内会自动显示 Zn 原子周围的氨基酸，并自动将选中的氨基酸显示在屏幕中央，以便排除干扰，准确观察感兴趣的氨基酸结构。A/HIS170 默认的质子化状态为 HID，导致在 Nδ1 位置添加了一个氢原子，隔开了本应形成配位键的 Nδ1 与 Zn，需要修改。

点击"Select Protonation Type"框中的"Epsilon（HIE）"，完成 His170质子化状态的修改。点击 Close。

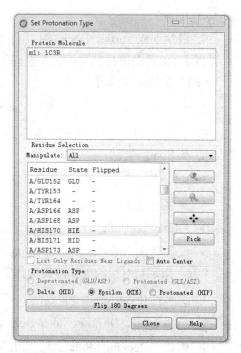

图 2-33　Set Protonation Type 面板

➢ 保存受体结构。

点击菜单 File>Export File，修改文件名 1C3R_H.mol2，出现文件已经存在的提示后，点击 Yes 覆盖源文件。

（三）创建 Protomol 文件（设定对接口袋）

这里我们以天然配体为目标确定口袋。

1. 打开"Surflex-Dock-Define SFXC File"面板。

点击菜单 Applications>Docking Suite>Docking Ligands…，打开"Docking"面板。

点击"Define…"按钮打开 Surflex-Dock-Define SFXC File"面板。

2. 在"Protein Struture"框中，点击"…"按钮，选择打开 1C3R_H.mol2 文件，作为受体结构文件。

3. 选择创建 Protomol 的方式为"Ligand"。

4. 确认用于创建 Protomol 的配体文件为"1C3R_ligand.mol2"。

5. 保留创建 Protomol，其他选项不变（包括 Threshhold 和 Bloat）。

6. 点击"Generate"，创建 Protomol。

创建过程需要约 1 分钟，生成的 Protomol 文件名为 1C3R_H-L-0.50-0-protomol.mol2。

7. 继续创建 Surflex-Dock 的控制文件（.sfxc）。

点击 OK，创建控制文件，并返回上级菜单。

（四）准备配体文件

1. 点击 Docking 面板最下面的 Cancel 按钮暂时退出 Surflex-Dock 界面。

2. 读入 1C3R_ligand.mol2（虚拟筛选时可选择 SLN 表单文件）。

3. 为配体加氢。

➢ Edit>Add Hydrogens>Add All Hydrogens

4. 保存配体文件。

➢ File>Export File

➢ 文件名改为 1C3R_ligand_H.mol2，点击"Save"按钮。

（五）指定待对接的配体并提交作业

1. 重新打开 Surflex-Dock 界面。

➢ Application>Docking Suite>Docking ligands

➢ 确认"Docking Mode"为"Surflex-Dock(SFXC)"。

➢ 在"Docking Mode"区域里 Filename 选项边上，点击"…"，选择"1B9V_H-L-0.50-0.sfxc"，读入 sfxc 配置文件。

➢ 在"Ligand Source"区域，设置配体文件格式为"Mol2"，点击右侧"…"，选择 1C3R_ligand_H.mol2 为待对接的配体文件。

2. 检查并设置 Surflex-Dock 的对接选项。

➢ 在 Options 区域内，点击"Surflex-Dock"按钮，打开"Surflex-Dock-Details"窗口。

➢ 修改"Additional Starting Conformationsper Molecule"为 5（增加该项数字，可以增加配体对接的初始位置数量，增大采样空间）。

➢ 在 Flag 区域里，激活"Consider Ring Flexibility"（考虑环的柔性）和"Pre-dock Minimization"（使配体分子在对接前先进行优化）。

➢ 在"Reference Molecule"区域，下拉框选择"Mol2File"并点击右侧的"…"，选择 1C3R_ligand_H.mol2 为配体的参考文件。

➢ 点击"OK"退回 Docking 界面。

3. 取消 Cscore 计算（可选择，2.0 版本做虚拟筛选时此功能不可用，之后的版本可以）。

4. 作业名称默认为 DockingRun，确认后点击 OK，提交 Surflex-Dock 作业，作业开始在后台运行，SYBYL 的文本窗口显示了一些作业运行信息，同时 Docking 设置窗口自动关闭了。

（六）查看 Surflex-Dock 对接结果

1. 打开 Surflex-Dock 结果分析界面。

➢ Application>Docking Suite>Analyze Results。

2. 在 Result Browser 界面，点击"job name"右侧的"…"，打开"DockingRun"作业目录。

3. 在配体列表框内，查看对接打分。

4. 在配体列表框内，点击"1B9V_ligand"，显示配体的最高得分对接构象。

5. 比较对接前后配体构象、位置的变化。

➢ 点击 SYBYL 主界面的 File>Import File，读入 1C3R_ligand_H.mol2。

6. 查看分子得分。

➢ 点击配体对话框内上方的"Table"，然后点击"1C3R_ligand"，表格自动打开，里面保存了配体对接后输出的全部构象及打分。

7. 观察对接构象。

➤ 在 Results Browser 对话框中的 View 中选择_Site。

➤ 选中需要查看的对接构象，观察与受体的结合模式，黄色虚线表示的是氢键作用。

结束：退出。

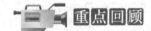

```
┌─────────────────┐
│  1. 预备工作    │
└─────────────────┘
         ↓
┌─────────────────┐
│  2. 准备蛋白    │
└─────────────────┘
         ↓
┌─────────────────┐
│  3. 设定对接口袋 │
└─────────────────┘
         ↓
┌─────────────────┐
│  4. 准备配体文件 │
└─────────────────┘
         ↓
┌─────────────────┐
│  5. 提交对接作业 │
└─────────────────┘
         ↓
┌─────────────────┐
│  6. 查看对接结果 │
└─────────────────┘
```

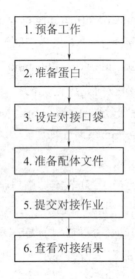

第四节　利用 GOLD 进行分子对接

一、软件介绍

GOLD（Genetic Optimisation for Ligand Docking）是一款基于遗传算法的可用于分子柔性对接的软件，软件运行的平台可以为 Windows 或者 Linux 系统。

随 GOLD 主程序一同发布还有一款叫做 SILVER 的软件。该软件作为 GOLD 的辅助工具，可以在对接前查看输入文件的结构信息，并且可用于分析对接结果文件中氢键相互作用等。相应的使用方法我们会在下文的教程实例中进行说明。

在 GOLD 软件中并没有整合进蛋白和小分子准备的模块，故需要我们借助其他的分子模拟软件来进行对接前实验材料的准备工作，相关的准备要求可参考

GOLD 使用手册。在此笔者推荐一些适用于模拟前准备的软件：

- SYBYL (http://www.tripos.com/)
- Insight II or Cerius2 (http://www.accelrys.com/)

预测小分子与蛋白的结合模式是较为困难的，而且目前也没有一种软件可以很成功的做到这一点，只能是使预测结果尽可能的符合实际的情况。基于此，研究人员从 Protein Data Bank（PDB）数据库中选取了 100 个蛋白-配体复合物的晶体结构，用重对接的方法考察了 GOLD 软件的预测精度，得到的结果显示软件的成功率为 70%～80%。

构象搜索与打分函数是影响对接结果的两方面因素。而 GOLD 在参数设置里面的配体迭代数目可用来平衡小分子构象搜索时的速度与准确度。数值设置得越大，得到结果的准确度也会越高。为了提高搜索效率，GOLD 还中提供了 Early Termination 参数用于避免计算资源的过多浪费。

在打分函数方面，GOLD 提供了三种打分函数，分别是 GoldScore，ChemScore 和用户自定义的打分函数，用户可以自己修改现有的打分函数也可根据需要添加自己的函数。而对于 GoldScore 和 ChemScore 来说，两者预测的成功率是基本一致的。

GOLD 除了可在单机下计算外，也可进行并行计算用于较大规模的化合物虚拟筛选。由于本教程主要围绕分子对接的相关内容展开，故对 GOLD 并行计算感兴趣的读者可以阅读 *GOLD User Guide* 中的相关章节，本教程中将不再过多展开。

为了使读者能够方便的了解GOLD操作步骤并较快的用到自己的科研研究中去，本教程主要以以下六个实验案例作为载体，通过这些实验过程，我们进一步来对软件操作界面中所涉及到的具体应用进行说明，同时也对相应的实验原理进行阐述。Gold 基础应用中将会从基础开始详细地介绍软件的操作流程，而后面的教程则会侧重于 GOLD 对接的高级应用（如带有金属离子和水分子的对接，有氢键限制的对接等）。在此需要说明的是，本教程中使用的 GOLD 版本为 3.0.1，SILVER 版本为 1.1。

二、GOLD 基础应用

（一）方法应用

本教程旨在通过对天冬氨酸转氨甲酰酶（PDB ID：1ACM）中的配体进行重新对接，来介绍 GOLD 对接软件的基本使用流程，同时也为后续的实验方法进行铺垫。

（二）对接准备

1. 准备蛋白文件

准备蛋白时应符合以下要求。

（1）可以选择将整个蛋白文件作为受体输入文件，也可以选择只保留包含活性位点处的蛋白结构，而后者在计算活性口袋时会相应的节省时间。对于选择部分蛋白来说，需要注意的是，蛋白结构中的所有氨基酸残基要保证是完整的。

（2）蛋白需要加全氢。同时还需要定义正确的残基质子化状态和互变异构状态，比如 Asp，Glu 和 His 残基。如果质子化状态和互变异构状态是不正确的，那么软件不会预测出正确的蛋白-配体的结合模式，在对接过程中 GOLD 不会改变离子化状态和互变异构状态。如果不确定的话，比如 His 残基的互变异构状态，可以用不同的状态来分别计算。

（3）确保所有键的类型正确。如果键的类型是正确的，加上氢原子后，GOLD 软件会自动地检测出相应的原子类型（CA，CB 等）。GOLD 通过输入文件的元素类型和键的顺序来分配原子类型，所以保证这些信息的正确性是十分重要的。然而，如果 GOLD 不能检测原子类型的话，那么有问题的原子则会用虚拟的原子类型 Du 来替代，同时相应的警告信息会保存在 gold_protein.log 文件中。因为虚拟的原子既不会被认为是氢键的给体或受体，所以虚拟原子的存在不会对对接的准确性产生重要的影响。

（4）氨基酸残基应该有正确的顺序和名称。对于特殊的键（比如二硫键等），应该有 CONECT 记录。

（5）如果在蛋白活性口袋处存在金属离子，则在进行带有金属离子的对接时，我们需要先将金属离子与蛋白或水分子之间的所有键全部删去。在对接计算当中，软件会根据与金属离子的几何匹配方向来重新找到合适的对接构象。

（6）GOLD 允许蛋白局部柔性。尤其是 Ser，Thr 和 Tyr 的羟基基团的旋转角，在对接的过程当中是可以发生旋转的，为的是与配体能够形成相应的氢键作用。同样的，Lys 的 NH_3^+ 基团也有相似的旋转作用。而蛋白的其他部分则依然保持刚性，所以如果想要实现真正的蛋白结合口袋处柔性的话，可行的方法则是用 GOLD 分别计算结合位点处的不同构象。

（7）GOLD 软件不考虑原子的电荷，推断原子是否带电荷是通过计算键的顺序，同时用原子的正常化合价来比较对接结果。在准备蛋白时，按照常规的加电荷方法即可。

（8）准备好的蛋白应保存为 MOL2 格式。

需要说明的是，本教程中所有蛋白的准备均是通过SYBYL-X 2.0软件完成的，具体的准备步骤可查阅本书中 SYBYL 部分的相关章节，在本教程中不再赘述。

打开 SILVER 软件，从<GOLD_DIR>/examples/tutorial1 中读入 1ACM_protein.mol2 文件，检查准备好的蛋白文件。

2. 准备配体文件

在配体准备时也需要注意满足以下几个方面。

（1）GOLD 使用的是全原子模型，所以将配体加上全氢并确保所有键的类型是正确的。GOLD 会自动地检测原子的类型，以便确定该原子是否会形成氢键。GOLD 软件中原子和键的类型是基于 SYBYL 类型的，所以我们推荐使用 SYBYL 软件来准备蛋白和配体。GOLD 会根据输入结构的元素类型以及键的顺序来分配原子类型。与蛋白准备时相类似，当不能够检测原子类型时，那么该有问题的原子会被赋予虚拟的原子类型 Du。相应的警告信息会在 gold_protein.log 文件中给出。

（2）配体的初始结构应尽可能是较低的能量构象，在计算时，GOLD 不会改变键长和键角，或者旋转刚性键，如：酰胺键，双键和氮氮三键等。然而，GOLD 在计算时会适当的优化可旋转键的扭转角。

（3）对于离子化状态和互变异构状态不确定的情况时，可行的解决方法是分别将不同状态下的构象进行计算。GOLD 软件不考虑原子的电荷，推断原子是否带电荷是通过计算键的顺序，同时用原子的正常化合价来比较对接结果。

（4）将配体保存为 MOL2 文件。

需要说明的是，本教程中所有配体小分子的准备均是通过 SYBYL-X 2.0 软件完成的，具体的准备步骤可查阅本书中 SYBYL 部分的相关章节，在本教程中不再赘述。

打开 SILVER 软件，从<GOLD_DIR>/examples/tutorial1 中读入 1ACM_ligand.mol2 文件，检查准备好的配体文件。

*注意：GOLD 是根据输入文件的信息来检测原子类型的，故蛋白和配体的准备对于分子对接的成功是至关重要的。建议读者参考上述提到的蛋白和配体的注意事项准备好对接所用的实验材料。

（三）GOLD 操作界面介绍

准备好蛋白和配体文件后，打开 GOLD 3.0.1 软件，在介绍后面的操作步骤之前，先向读者介绍一下操作界面的组成以及相应按钮的功能。

打开软件后，会出现 Specify configuration file or new filename 对话框，该对话

框是要求选择保存 gold.conf 参数文件的位置。读者可根据需要自行选择保存路径，在这里我们保存在 <GOLD_DIR>/examples/tutorial1 下，点击 **Save**。

出现 Select settings 对话框（图 2-34），可以根据实验需要自动生成遗传算法参数或手动进行选择设置。**Default settings** 主要是针对高度柔性的小分子或者不考虑对接时间长短时选择，其对接准确度较高但所用时间较长。当小分子配体中含有 6 个柔性键或有环状结构时推荐选择 **2 times speed-up** 或 **3 times speed-up**，速度较默认时加快。**7～8 times speed-up** 则主要用于小分子中只含有 1～2 个旋转键或者虚拟筛选当中。这里选择 **Choose presets or …**，Default settings，将预定义遗传算法参数设置为默认。

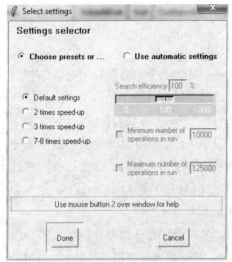

图 2-34　预定义遗传算法参数设置

点击 **Done**。出现 GOLD 操作界面。

1. 控制面板（图 2-35）

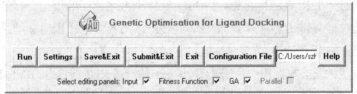

图 2-35　GOLD 软件中的控制面板

- **Run**：开始运行 GOLD 程序。
- **Settings**：选择设置遗传算法参数的预定义值。
- **Save & Exit**：保存当前含有参数的配置文件，并关闭操作界面。
- **Submit & Exit**：把任务提交到后台进行计算并保存配置文件，然后关闭操作界面。
- **Exit**：关闭操作界面且不保存当前的参数设置。
- **Configuration File**：可读入之前已保存好的参数配置文件。
- **Help**：查看帮助文件。
- **Select editing panels**：勾选上可打开下面相应的操作面板。

2. 参数输入面板（图 2-36）

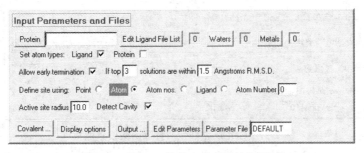

图 2-36　GOLD 软件中的参数输入面板

● **Protein**：提交蛋白准备文件。

● **Edit Ligand File List**：提交配体准备文件。

● **Waters**：设置水分子，GOLD 在对接过程中考虑水分子的旋转以便与配体形成氢键。

● **Metals**：设置金属离子耦合的方向数。

● **Set atom types**：勾选 Set atom types 可使 GOLD 自动给配体和蛋白分配原子类型。

● **Allow early termination**：设置提前结束计算时所应满足的条件，按照图 2-36 给出的参数，表示当打分排在前三的分子构象之间的均方根偏差（RMSD）值在 1.5 埃范围内，则 GOLD 停止构象搜索。

● **Define active site from**：定义结合位点，可以以空间中某一点坐标为中心，也可以靠近活性中心蛋白上的某一原子坐标为中心，或以参考配体为活性位点中心。

● **Active site radius**：设置活性口袋的半径。

● **Detect Cavity**：计算活性位点附近的凹面区域为活性口袋。

● **Covalent**：计算共价对接。

● **Display Options**：将对接结果在 SILVER 中显示出来。

● **Output**：设置 GOLD 结果输出的数目，格式以及输出的路径。

● **Edit Parameters**：将默认的参数文件拷贝到用户的目录下以便 GoldScore 函数以及其他 GOLD 设置可以被修改。

● **Parameter File**：选择使用的参数文件，该文件中包含了打分函数中的参数设置和 GOLD 运行时必要的一些参数。

3. 打分函数设置面板（图 2-37）

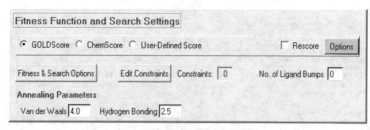

图 2-37　GOLD 软件中的打分函数设置面板

● **GoldScore，ChemScore，User Defined Score**：选择使用的打分函数。当选择的打分函数发生改变，下面面板中相应的参数也会随之变化。

● **Rescore**：选择用另外的打分函数进行重新打分。

● **Fitness and Search Options:**

● Ligand Flexibility Options：配体柔性选项。在对接过程中，配体以下结构是否会发生改变：环结构，酰胺键等；配体内是否形成氢键；质子化的羧基是否允许旋转或翻转。

● Internal Energy Offset：补偿配体内部能量。

● Torsion Angle Distributions：限制配体在柔性区域的构象搜索。

● Hydrophobic Fitting Points：疏水点的计算。

● **Edit Constraints**：设置距离限制，氢键限制，疏水区域限制和结合模式相似性限制。

● **Constraints**：显示当前设置的限制数目。

● **Number of Ligand Bumps**：允许 n 个蛋白-配体间的相互碰撞。n 为用户自定义值。

● **Van der Waals**：只有在选择 GoldScore 时会显示，设置范德华退火参数。

● **Hydrogen Bonding**：只有在选择 GoldScore 时会显示，设置氢键退火参数。

● **ChemScore Parameter File**：只有在选择 ChemScore 时会显示，将含有 ChemScore 参数的默认文件替换为用户自定义文件。

● **Scoring Function Shared Object Name（UNIX）**或 **Scoring Function DLL Name（Windows）**：只有在选择 User Defined Score 时会显示，用于用户选择自己的打分函数。

4. 遗传算法参数设置面板（图 2-38）

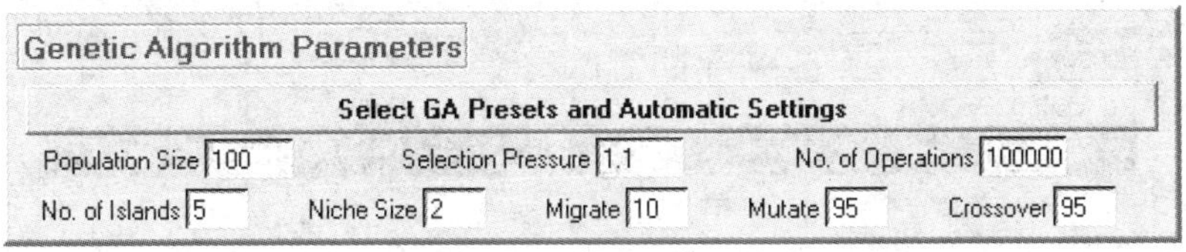

图 2-38　GOLD 软件中的遗传算法参数设置面板

● **Select GA Presets and Automatic Settings**：设置对接计算的速度与准确度。（在前文中已有介绍）。

● **Population Size**：设置种群规模（种群中染色体数目）。

● **Selection Pressure**：压迫选择。遗传算法中最合适成员被选为双亲的可能性与一般成员被选为双亲的可能性之间的比例。

● **Number of Operations**：遗传算法运算的总次数。

● **Number of Islands**：设置算法中岛的数目。

● **Niche Size**：保持遗传过程中种群的多样性。

● **Migrate/Mutate/Crossover**：设置算法中三种情况发生的相对概率。需要指出，当 *Number of Islands* 设为 1，则 *Migrate* 应设为 0。

*注意：关于遗传算法参数的详细说明可参考 *GOLD User Guide* 中的相关章节。这里我们推荐选择自动设置参数的方法，**当需要更改遗传算法参数时需格外的小心**。

（四）蛋白和配体文件的输入

在 *Input Parameter and Files* 面板中，点击 **Protein**，提交我们已经准备好的蛋白文件 1ACM_protein.mol2。点击 **Edit Ligand File List**，打开 Ligand Selection for docking run 对话框（图 2-39）。

点击 **Filename**，提交我们已经准备好的配体文件 1ACM_ligand.mol2，再点击 **Add file or Update selected file** 即可完成提交单个分子。如果想要提交多个分子的话，则点击 **Add all files in directory** 选择相应的文件夹即可。

在 **No. of GA runs** 中输入相应的数字，即为小分子搜索的构象数，这里我们输入数字 10，点击 **Done**。

勾选 **Set atom types** 中 ligand 选项；并将 Allow early termination 也勾选上，在后面的文本框中分别输入 3 和 1.5。

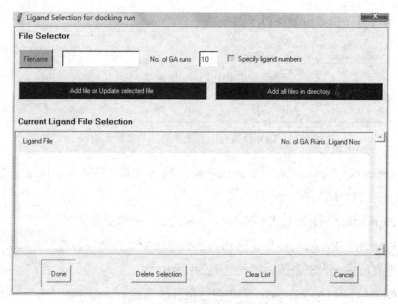

图 2-39　配体文件输入对话框

（五）定义配体结合位点

结合位点的中心选择可以有多种方式：可以是空间任意一点；可以来自于蛋白上的某一点；可以是一系列的原子；可以是蛋白的一个残基；也可以是参考配体。在此，我们点选 **Point**，由于蛋白结合位点的中心已经移动到坐标原点，所以在后面的 XYZ 坐标中分别输入 0.0，0.0，0.0 即可。

在 Active site radius 后面的文本框中输入 10，即为以原点为中心，半径 10 埃的范围定义为活性位点。读者需要注意的是，应使活性位点半径设置得足够大以便能够包含配体搜索时的所有可能构象。

勾选 **Detect Cavity**，选择活性位点区域限制的算法：LIGSITE。

（六）打分函数及遗传算法参数设置

三种打分函数的含义在相应的设置面板说明中已有介绍，这里我们选择 **GOLDScore**，该打分函数包含了四个部分：蛋白-配体氢键能；蛋白-配体范德华能；配体分子内范德华能；配体扭转能。如有需要的话，可以在打分函数相应的参数文件中进行修改。GOLD 中默认的参数文件路径：

- UNIX：$GOLD_DIR/gold.params
- Windows：<InstallDir>/GOLD/gold.params

点击 *Input Parameters and Files* 面板中的 **Edit Parameters**，将参数文件

gold.params 复制到当前工作目录下。

点击 *Fitness Function and Search Settings* 面板中的 **Fitness & Search Options**，确保 **Use torsion angle distributions from the CSD** 被勾选上。该选项的含义是应用 Cambridge Structural Database（CSD）数据库中的扭转角分布信息来限制遗传算法中配体空间构象，从而提高 GOLD 找到正确配体构象的几率。

点击 *Genetic Algorithm Parameters* 面板中的 **Select GA Presets and Automatic Settings**，可以选择算法的参数为手动生成或是自动生成。这里我们选择 **Default settings**。

（七）设置输出文件并运行

点击 *Input Parameters and Files* 面板中的 **Output…**，出现 Output Preferences 对话框（图 2-40）。

勾选 **Save rnk files** 和 **Save solution log files**，保证输出文件按打分进行排名。

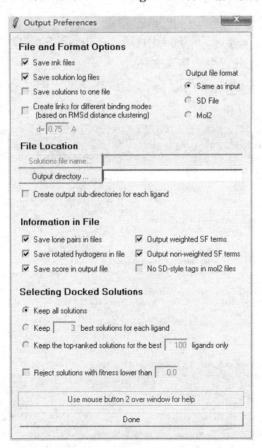

图 2-40　输出文件参数设置

点选 **Same as input**，使输出文件格式与输入文件一致。

点击 **Output directory…**，选择保存结果的文件夹，这里我们将结果保存在 GOLD_windows/examples/tutorial1 中。

其他参数按照默认设置即可。点击 **Done**。

点击 **run**，将 GOLD 配置文件 gold.conf 保存在 GOLD_windows/examples/tutorial1 中，可以看到 GOLD Output 终端开始运算。

（八）对接结果分析

计算完成后可在终端最下方看到 GA Done 字样，并在输出文件夹中生成多种文件，现将各个文件信息说明如下：

● gold_protein.mol2 和 gold_ligand.mol2：分子对接前已经准备好的蛋白和配体。

● gold_soln_ligand_m1_n.mol2：对接后的配体分子。

● ligand_m1.rnk and bestranking.lst：打分排名。

● gold_protein.log 和 gold_ligand_m1.log：蛋白和配体的 log 文件。

● gold.err：计算过程中的错误文件。

用写字板打开 *gold_ligand_m1.log* 文件（图 2-41，图 2-42）。

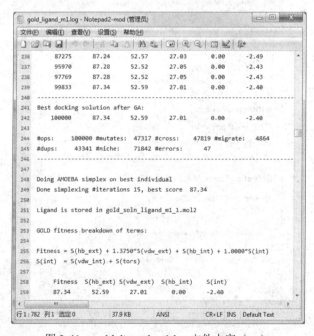

图 2-41 *gold_ligand_m1.log* 文件内容（一）

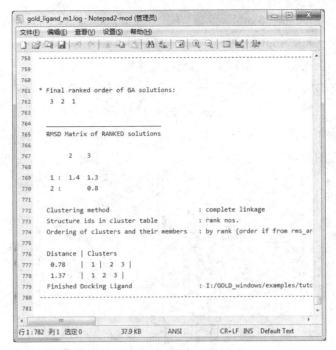

图 2-42　*gold_ligand_m1.log* 文件内容（二）

可以看到每个构象最后的打分，以及打分函数中各个部分打分的情况。在该文件的最后首先出现的是根据打分进行的排名顺序，我们看到搜索出的构象 3 排名最高。在下方的 RMSD 矩阵中，我们可以看到每个配体构象之间的 RMSD 值，可用于分析结合模式的差异。分子对接结果中只出现了三个配体构象信息，是由于设置了 **Allow early termination** 导致构象搜索提前终止的缘故。

用写字板打开 *ligand_m1.rnk* 和 *bestranking.lst*。

在 *ligand_m1.rnk* 中可以看到不同的构象按照总打分值从高到低排名，后面相应的则是打分函数中不同部分的具体数值。*bestranking.lst* 中记录的是配体最优结合构象打分的具体信息。

gold_soln_ligand_m#_n.mol2 文件中 m#表示的是进行构象搜索的配体个数，如有多个配体分子，则表示为 m1，m2，m3…，n 表示为每个配体分子进行搜索的构象数目。需要注意的是，*gold_soln_ligand_m1_1.mol2* 文件并不是配体 m1 得到的最优构象，而 *ranked_ligand_m1_1.mol2* 则是配体 m1 搜索得到的最优构象。

打开 SILVER1.1，点击 File > Open protein…选择 <GOLD_DIR>/examples/tutorial1/gold_protein.mol2，打开蛋白文件。勾选右侧的 **Display multiple ligands**，并勾掉 **Clear ligands on loading，** 点击 File > Load a ligand… 分别导入最优构象分

子 gold_soln_ligand_m1_3.mol2 和参考配体 ligand_reference.mol2。在界面下方分别勾选 show ligand，show protein，show ligand hydrogens，show hydrogen bonds，可显示配体与蛋白相互氢键作用，用绿色虚线表示。

点击最优构象分子上的任意原子，右键 > Selection > Select > Select Molecule，选中该分子；右键 > Styles > Capped sticks 将分子以棍状模型显示；对参考配体进行同样的操作可得到图 2-43 所示对接结果。与参考配体叠合的构象差异也可反应出对接软件的准确度。

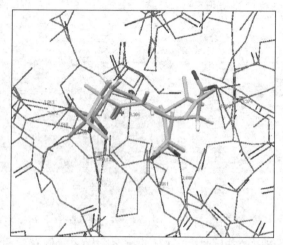

图 2-43　最优对接构象和参考配体与蛋白相互作用，参考配体以

棍状模型表示，氢键以虚线表示。

重点回顾

Gold 基础操作：

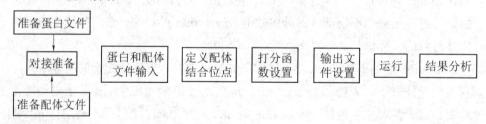

三、带有金属离子的分子对接

（一）方法应用

本教程旨在考查琥珀酸苄酯抑制剂与羧肽酶 A（PDB ID：1CBX）的结合模

式，该蛋白酶在其活性位点处含有锌离子，故在进行配体对接时需特别处理。

（二）对接准备

1. 对接配置文件准备

打开 GOLD 3.0.1，点击 Protein，选择：

<GOLD_DIR>/examples/tutorial2/1CBX_protein.mol2，该文件为已经准备好的蛋白文件。

*注意：读者可根据需要自行准备蛋白文件，但在准备过程中需将金属离子周围的金属键全部都删去。用 SILVER1.1 查看蛋白文件，可以看到原来 Zn 离子与周围两个组氨酸和羧酸基团之间的金属键已全部删除掉（图 2-44）。

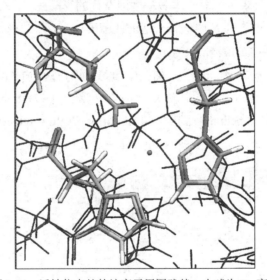

图 2-44　活性位点处的锌离子周围残基，小球为 Zn 离子

点击 **Edit Ligand File List**，选择<GOLD_DIR>/examples/tutorial2/1CBX_ligand.mol2，提交配体文件。点击 **Output...**，在 **Output directory** 中选择输出目录，点击 Done 保存。

配置界面中的其他参数按照 Tutorial 1 中的设置即可。

2. 金属离子的处理

Gold 可以处理的金属离子有：Mg，Zn，Fe，Mn，Ca，Co 和 Gd。

Gold 可自动预测金属键结合方向，在计算过程中，一系列的金属键结合方向模板加到金属离子上进行搜索，根据RMSD值找到与周围氨基酸形成的最佳匹配。Gold 提供的金属键结合方向模板（图 2-45）如下：

Template	Geometry	Coordination number
TETR	Tetrahedral	n=4
TBP	Trigonal bipyramidal	n=5
OCT	Octahedral	n=6
CTP	Capped trigonal prism	n=7
PBP	Pentagonal bipyramidal	n=7
SQAP	Square prism	n=8
ICO	Icosahedral	n=10
DOD	Dodecahedral	n=12

图 2-45　金属键结合方向模板

该模板参数文件保存在 *gold.params* 文件中，点击 **Edit Parameters** 将参数文件复制到当前工作目录下。对于本教程中涉及到的 Zn 离子，GOLD 会尝试匹配金属键结合方向 4,5,6，再从中选择合适的匹配方向，从 1CBX_protein.mol2 的坐标信息中查到 Zn 离子的编号为 2096。

点击 *Input Parameters and Files* 面板中的 **Metals**，打开 Metal Selection 对话框。在 Metal atom no.后面的文本框中输入 2096，并勾选上（4）tetrahedral，（5）trigonal bipyramidal，（6）Octahedral。点击 **Add metal or Update selected metal**，提交到 Current Metal Settings 面板中（图 2-46），完成后点击 **Done**。

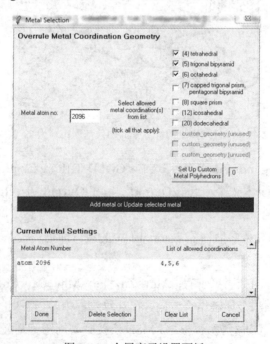

图 2-46　金属离子设置面板

3. 运行 GOLD 并分析输出结果

点击 **Run** 开始计算，在终端出现 GA Done 则为计算结束。

用写字板打开 *gold_protein.log* 文件，在 Metals 部分可以查看到金属 Zn 离子与周围氨基酸残基匹配信息（图 2-47）。

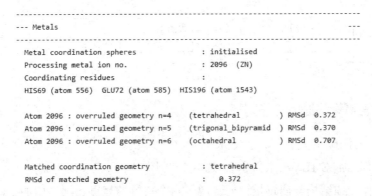

图 2-47　金属 Zn 离子与周围氨基酸残基相互作用信息

打开 SILVER1.1，点击 **File** 导入蛋白对接文件 *gold_protein.mol2*，再根据排名导入最优配体构象 *gold_soln_1CBX_ligand_m1_1.mol2*，对接模式显示 Zn 离子分别与蛋白上的两个组氨酸残基和谷氨酸羧基形成金属键，琥珀酸苄酯抑制剂上的羧基也与 Zn 离子有金属键作用（图 2-48）。

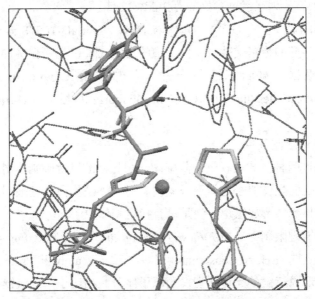

图 2-48　琥珀酸苄酯抑制剂与带有 Zn 离子的羧肽酶 A 的对接模式图

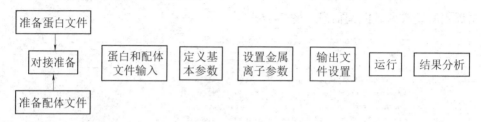

重点回顾

带有金属离子的分子对接：

```
准备蛋白文件
      ↓
对接准备  →  蛋白和配体 → 定义基 → 设置金属 → 输出文 → 运行 → 结果分析
      ↓      文件输入     本参数   离子参数   件设置
准备配体文件
```

四、有氢键限制的分子对接

（一）方法应用

环脲抑制剂对 HIV-1 蛋白酶有较强的抑制作用，研究发现抑制剂中的 C_2 对称环脲骨架作为锚结构与病毒蛋白酶形成了六个关键的氢键作用，增加了活性。

本教程旨在研究环脲抑制剂与 HIV-1 蛋白酶（PDB ID：1QBT）的结合模式，为了保留关键相互作用，故在分子对接过程中引入氢键限制条件。

（二）对接准备

1. 对接配置文件准备

打开 GOLD 3.0.1，点击 **Configuration File**，选择：<GOLD_DIR>/examples/tutorial3/gold.conf，为已经准备好的对接配置文件。

点击 **Protein**，选择<GOLD_DIR>/examples/tutorial3/1QBT_protein.mol2，该文件为已经准备好的蛋白文件。文件夹中的 1QBT.pdb 为蛋白酶的晶体复合物结构，读者可根据需要自行准备蛋白。点击 **Edit Ligand File List**，选择<GOLD_DIR>/examples/tutorial3/1QBT_ligand.mol2。最后点击 **Output…**，设置结果输出目录。

2. 设置氢键限制条件

GOLD 通过两种方式进行氢键限制：一种是标准氢键限制，用来限制特定的蛋白原子与特定的配体原子之间形成氢键。另一种是蛋白氢键限制，用来指定特定的蛋白原子与配体形成氢键，但是没有指定配体原子。

（1）标准氢键限制　点击 *Fitness Function and Search Settings* 面板中的 **Edit Constraints**，点选 H-Bond Constraint，在后面 Ligand atom 和 Protein atom 的文本框中分别输入形成氢键的配体和蛋白的原子序号。相比于一般氢键形成，该氢键限制的权重为 5，即为在构象搜索时，配体更加倾向在该原子位置形成氢键，对于不满足该限制的构象会有相应的罚分。氢键限制权重的比例大小可在参数文件中 CONSTRAINT_WT 中进行设置。

本教程中我们使用蛋白氢键限制选项。

（2）蛋白氢键限制　点击 *Fitness Function and Search Settings* 面板中的 **Edit Constraints**，点选 Protein H-Bond Constraint。**Constraint weight** 是 GOLD 中最小二乘法形成氢键的偏向程度，也是不满足限制条件时的罚分值。**Minimum H-bond geometry weight** 是用户定义的在何种程度下程序认为有氢键作用，范围是 0~1，默认值是 0.005。这两个参数可以用于在有多个氢键限制时，每个氢键形成的不同权重。

本教程中环脲抑制剂与 HIV-1 蛋白酶共形成六个氢键（图 2-49）。

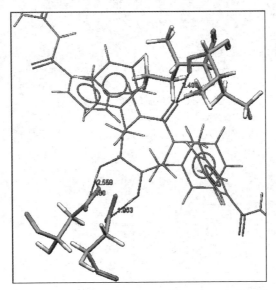

图 2-49　环脲抑制剂与 HIV-1 蛋白酶形成六个氢键

抑制剂羧基氧原子与蛋白 Ile50 和 Ile50'的肽键形成两个氢键。抑制剂的二醇结构与残基 ASP25'的羧基形成四个氢键。将以上残基相应的原子编号输入到 Constraints Editor 对话框中 **Protein atom(s) required to form H-bond** 后的文本框中（图 2-50）。

点击 **Done**，关闭对话框。

3. 运行 GOLD 并分析输出结果

点击 **Run** 开始计算，在终端出现 GA Done 则为计算结束。

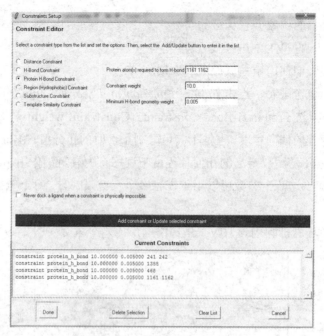

图 2-50　蛋白氢键限制参数设置

用写字板打开 *gold_1QBT_ligand_m1.log* 文件，可看到每个构象打分情况（图 2-51）。

```
Ligand is stored in gold_soln_1QBT_ligand_m1_1.mol2

GOLD fitness breakdown of terms:

Fitness = S(hb_ext) + 1.3750*S(vdw_ext) + S(hb_int) + 1.0000*S(int) + S(con)
S(int)  = S(vdw_int) + S(tors)

   Fitness  S(hb_ext) S(vdw_ext)  S(hb_int)   S(int)    S(con)
   91.35     11.85     79.69       0.00       -30.07     0.00
---------------------------------------------------------------------------


  Constraint score is              :   0.000
Protein Hbond constraints are checked using GOLDscore Hbond criteria for:
   ligand acceptor atoms: 53   56   57   58   59   60   61
   ligand donor    atoms: 51   52   54   55   58   59
Hbond : atom 460 (hydrogen 468 ) to ligand acceptor 58  (weight  0.103; ok).
Hbond : atom 1380 (hydrogen 1388) to ligand acceptor 58  (weight  0.185; ok).
Hbond : atom 242 to ligand donor    59  (hydrogen 105) (weight  0.801; ok).
Hbond : atom 1162 to ligand donor    60  (hydrogen 106) (weight  0.005; not ok).
Hbond : atom 1161 to ligand donor    60  (hydrogen 106) (weight  0.626; ok).
All constrained protein H-bonds found

  Ligand acceptor   58 Protein hydrogen 1388 donor 1380 bond energy  2.00 wt 0.18
  Ligand acceptor   61 Protein hydrogen 1201 donor 1193 bond energy  2.00 wt 0.00
  Ligand acceptor   62 Protein hydrogen  272 donor  264 bond energy  2.00 wt 0.20
  Ligand donor      52 hydrogen  101 Protein acceptor 1373 bond energy  2.00 wt 0.43
  Ligand donor      55 hydrogen  103 Protein acceptor  453 bond energy  2.00 wt 0.82
  Ligand donor      59 hydrogen  105 Protein acceptor  242 bond energy  6.00 wt 0.80
  Ligand donor      60 hydrogen  106 Protein acceptor 1161 bond energy  6.00 wt 0.63
```

图 2-51　每个构象的打分情况

S(con)是氢键限制的得分，当满足所有氢键限制条件时，该值为 0.0，当有的氢键限制不满足时，该值的罚分是上述参数设置中的限制权重值。

打开 SILVER1.1，按排名导入 gold_protein.mol2 和 gold_soln_1QBT_ligand_m1_3.mol2 查看抑制剂与蛋白对接模式图（图 2-52）。

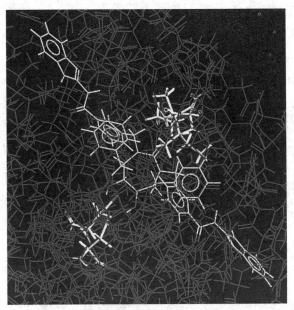

图 2-52　环脲抑制剂与 HIV-1 蛋白酶结合模式图

重点回顾

有氢键限制的分子对接：

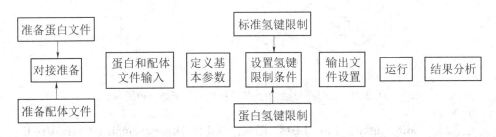

五、含有距离限制的分子对接

（一）方法应用

本教程旨在以碳酸酐酶Ⅱ（PDB ID：1cil）为靶点，对多个化合物进行筛选，从中找到有潜在活性的分子。研究发现，ETS 抑制剂末端的磺胺氮原子与蛋白结合位点处的 Zn 离子有相互作用，在对接中加入距离限制条件使得搜索出的构象更为合理。

（二）对接准备

1. 对接配置文件准备

打开 GOLD 3.0.1，点击 **Configuration File**，选择<GOLD_DIR>/examples/tutorial4/gold.conf，为已经准备好的对接配置文件。

点击 **Protein**，选择<GOLD_DIR>/examples/tutorial4/1CIL_protein.mol2，该文件为已经准备好的蛋白文件。文件夹中的 1CIL.pdb 为碳酸酐酶的晶体复合物结构，读者可根据需要自行准备蛋白。打开 SILVER1.1，导入蛋白文件 1CIL.pdb 和 ETS 抑制剂 Ligand_reference.mol2，可以观察到 Zn 离子分别与周围的三个组氨酸残基以及配体分子末端的磺胺氮原子有相互作用（图 2-53）。故将该氮原子与 Zn 离子之间设置距离限制，使得筛选出的构象满足这一结合模式。

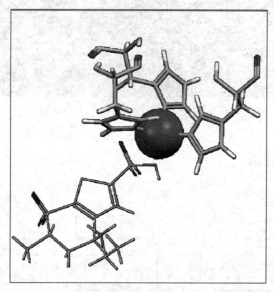

图 2-53　Zn 离子与周围残基及抑制剂分子结合模式图

点击 **Edit Ligand File List**，选择<GOLD_DIR>/examples/tutorial4/1CIL_ligand.mol2。其中包含有十个与 ETS 抑制剂相似的化合物，我们将用 GOLD 对其进行筛选。最后点击 **Output…**，设置结果输出目录。其余参数按照默认设置即可。

2. 设置距离限制条件

与设置氢键限制条件相类似，GOLD 中可以通过两种方式设置距离限制，一种是标准距离限制，另一种是基于结构的距离限制。

（1）标准距离限制：点击 *Fitness Function and Search Settings* 面板中的 **Edit Contraints**，打开 Constraint Editor 对话框，点选 **Distance Constraint**，在后面的文本框中分别输入距离限制中蛋白上特定原子的编号和配体中特定的原子编号。Minimum separation 和 Maximum separation 分别为最大和最小的限制距离，单位是 Å。

如果搜索出的构象不满足该限制条件，则表征出的弹性势能将会减少总得分。弹性势能公式为$(E)=kx^2$，其中 x 为实际距离与限制距离之间的差值，k 是自定义的弹性系数。

（2）基于结构的距离限制：如果对多个化合物分子设置距离限制的话，则要保证每个分子均含有某一相同的结构或是官能团，并将该结构单独保存为 *MOL2* 格式备用。该方法的原理是限制蛋白上的特定原子到化合物相同结构中某一原子间的距离，并用此条件进行筛选，得到符合该距离限制条件的，构象较为合理的化合物。

*注意：对于单独保存出的结构文件 *substructure.mol2*，因其结构不完整，我们推荐手动设置原子类型。

点击 *Fitness Function and Search Settings* 面板中的 **Edit Contraints**，打开 Constraint Editor 对话框，点选 **Substructure Constraint**。

点击 **Substructure file name…**，选择 <GOLD_DIR>/examples/tutorial4/substructure.mol2 在 **Protein atom number** 和 **Substructure atom number** 后分别输入蛋白中 Zn 离子的编号 2041 和 *substructure.mol2* 文件中的磺胺氮原子编号 4。**Maximum separation** 和 **Minimum separation** 分别输入 2.50 和 1.50，**Spring constant** 输入 20.0。点击 **Add constraint to update selected constraint** 提交到 *Current Constraints* 表单中（图 2-54）。

点击 **Done**，关闭 Constraint Editor。

3. 运行 GOLD 并分析输出结果

点击 *Genetic Algorithm Parameters* 面板上的 **Select GA Presets and Automatic Settings**，点击 **Use automatic settings**，设置搜索效率为 100%，点击 **Done**。

点击 **Run** 开始计算，在终端出现 GA Done 则为计算结束。

用写字板打开 *bestranking.lst*，可以查看每个化合物分子的最优构象的打分排名（图 2-55）。

当分子构象满足距离限制条件时，限制打分项 S(con) 为 0.00；如果超出限制条件，则 *S(con)* 会相应的降低总得分。

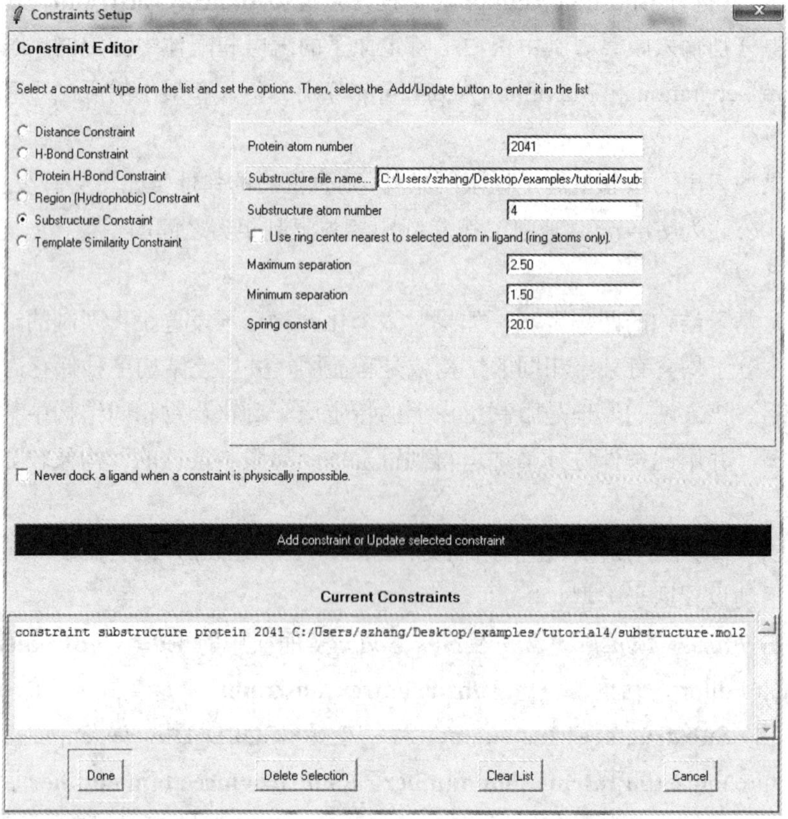

图 2-54　基于结构的距离限制参数设置面板

```
# File containing a listing of the fitness of the top-ranked
# individual for each ligand docked in GOLD.
#
# Format is:
#
#   Fitness  S(hb_ext) S(vdw_ext) S(hb_int)  S(int)    S(con)                        File name              Ligand name
    55.83     11.82     36.61      0.00      -6.34     0.00    'C:/examples/tutorial4\gold_soln_1CIL_ligand_m1_6.mol2'  'LIM::AL5_555_pdb1bn1_1'
    52.20     14.22     34.54      0.00      -9.51     0.00    'C:/examples/tutorial4\gold_soln_1CIL_ligand_m2_9.mol2'  'LIM::AL4_555_pdb1bnq_1'
    49.48     14.00     32.46      0.00      -9.16     0.00    'C:/examples/tutorial4\gold_soln_1CIL_ligand_m3_4.mol2'  'LIM::AL1_555_pdb1bnn_1'
    52.83     14.33     38.21      0.00     -13.71    -0.32    'C:/examples/tutorial4\gold_soln_1CIL_ligand_m4_2.mol2'  'LIM::BZO_555_pdb1a42_1'
    46.73     12.72     31.42      0.00      -9.19     0.00    'C:/examples/tutorial4\gold_soln_1CIL_ligand_m5_5.mol2'  'LIM::MTS_262_pdb1cin_1'
    53.75     14.43     32.62      0.00      -5.20    -0.32    'C:/examples/tutorial4\gold_soln_1CIL_ligand_m6_4.mol2'  'LIM::AL3_555_pdb1bnu_1'
    62.07     14.51     35.83      0.00      -1.69    -0.02    'C:/examples/tutorial4\gold_soln_1CIL_ligand_m7_5.mol2'  'LIM::INQ_555_pdb1i91_1'
    54.38     13.85     33.87      0.00      -5.44    -0.60    'C:/examples/tutorial4\gold_soln_1CIL_ligand_m8_5.mol2'  'LIM::TPS_555_pdb1bnw_1'
    52.69      9.20     37.72      0.00      -8.39     0.00    'C:/examples/tutorial4\gold_soln_1CIL_ligand_m9_8.mol2'  'LIM::INM_555_pdb1i90_1'
    -1.39     12.12     35.05      0.00     -61.34    -0.37    'C:/examples/tutorial4\gold_soln_1CIL_ligand_m10_8.mol2' 'LIM::AL7_555_pdb1bnv_1'
```

图 2-55　每个化合物最优构象打分情况

用写字板打开 *gold_1CIL_ligand_m1.log* 文件，可以查看到每个构象的打分情况以及设定原子之间的实际距离（图 2-56）。

```
Ligand is stored in gold_soln_1CIL_ligand_m1_1.mol2

GOLD fitness breakdown of terms:

Fitness = S(hb_ext) + 1.3750*S(vdw_ext) + S(hb_int) + 1.0000*S(int) + S(con)
S(int)  = S(vdw_int) + S(tors)

    Fitness   S(hb_ext) S(vdw_ext)  S(hb_int)    S(int)     S(con)
     55.54      12.54     36.10       0.00       -6.64       0.00
-------------------------------------------------------------------


  Constraint score is                 :   0.000
Substructure based constraint:

Template substructure (ring center): gold cts m1
Distance protein 2041 ligand 12 max  2.50 min  1.50 Actual  2.42 (ring center)

Ligand acceptor   10 Protein hydrogen 2032 donor 1537 bond energy  2.00 wt 0.01
Ligand acceptor   11 Protein hydrogen 2032 donor 1537 bond energy  2.00 wt 0.12
Ligand acceptor   12 Protein metal coordination point 2297 metal 2041 bond energy 10.00 wt 0.63
Ligand acceptor   19 Protein hydrogen  631 donor  479 bond energy  2.00 wt 0.93
Ligand acceptor   19 Protein hydrogen  783 donor  517 bond energy  2.00 wt 0.93
Ligand acceptor   20 Protein hydrogen 1195 donor  711 bond energy  2.00 wt 0.16
Ligand donor      12 hydrogen   31 Protein acceptor 1542 bond energy  2.00 wt 0.98
```

图 2-56　每个构象的具体打分情况

用 SILVER1.1 打开 *gold_protein.mol2* 和排名最高构象 *gold_soln_1CIL_ligand_m1_6.mol2*，经过距离限制后的分子对接，其对接结合模式与晶体复合物中的原配体 ETS 抑制剂是十分相似的（图 2-57）。

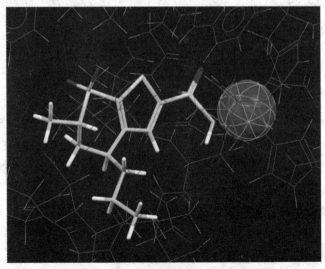

图 2-57　打分最高构象 Zn 离子结合模式图

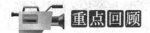

有距离限制的分子对接：

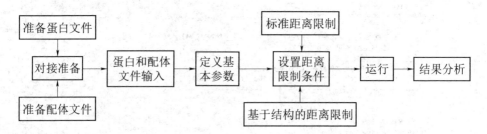

六、活性位点含有水的分子对接

（一）方法应用

本教程旨在研究配体与活性位点处含有水分子的蛋白间的相互作用及对接模式。

这里我们用到的蛋白为乙酰胆碱酯酶（PDB ID：1ACJ），其对大脑与全身的神经冲动传导起着重要的作用。在其活性位点处含有三个水分子，分别与蛋白有氢键作用。他克林，作为乙酰胆碱酯酶的抑制剂，可以有效的治疗阿尔兹海默症。本教程另一个目的在于，当活性位点处有多个水分子时，我们如何对其进行选择，并通过带有水分子的对接来进行抑制剂的设计。

（二）对接准备

1. 对接配置文件准备

打开 GOLD 3.0.1，点击 **Configuration File**，选择<GOLD_DIR>/examples/tutorial5/gold.conf，为已经准备好的对接配置文件。

点击 **Protein**，选择<GOLD_DIR>/examples/tutorial5/1ACJ_protein.mol2，该文件为已经准备好的蛋白文件。点击 **Edit Ligand File List**，选择配体文件 *Ligand_reference.mol2*，并用 SILVER1.1 打开这两个文件，可以看到两个水分子通过氢键作用与配体的 NH_2 结合，另外的水分子作为氢键给体与蛋白作用（图2-58）。

水分子上的氢在对接过程中不会进行优化。

2. 设置蛋白活性口袋中的水分子

设置活性口袋中需要考虑的水分子，并设置他们的状态。点击 *Input Parameters and Files* 面板中 **Water**，通过蛋白文件，查到水分子中氧原子的编号分别为2168，2169 和 2176。在 **Water atom no.**中输入 2168，**Water state** 中选择'On'，该选项

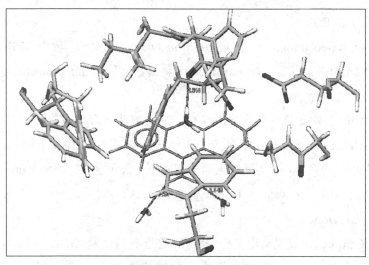

图 2-58 水分子与他克林抑制剂及周围氨基酸残基形成氢键

是允许在对接过程中氢键位置发生改变以便最大限度的与蛋白和配体形成氢键作用。'Off'是在对接中不让该水分子形成氢键作用。'Toggle'则是根据构象的打分来选择是否考虑水分子的氢键作用。这里我们选择'On'。**Water orientation**中选择'Spin',点击 **Add water or Update selected water**。按照同样的操作方法在 **Water atom no.**中分别输入 2169 和 2176(图 2-59)。

点击 **Done**,关闭 *Water Selection* 面板。

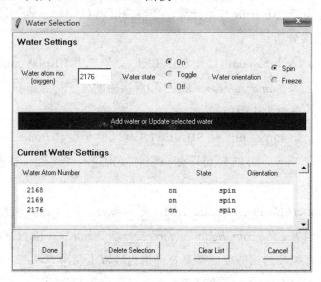

图 2-59 水分子参数设置面板

3. 运行 GOLD

（1）All waters turned on：在 *Input Parameters and Files* 面板中，点击 **Output…** 设置结果输出目录。点击 **Edit Parameters** 将参数文件 *gold.params.txt* 复制到工作目录中。

点击 **Run** 开始计算，在终端出现 GA Done 则为计算结束。

（2）All waters turned off：重新打开 *Water Selection* 面板，双击 Water Atom Number 表单中的第一项，将其在上面的文本框中展现出来，并将 Water state 选项改为 Off，再点击 Add water or Update selected water。对后面两个项分别进行同样的操作。点击 **Done**。

点击 **Output…**，设置输出文件的路径，这里我们设为<GOLD_DIR>/examples/tutorial5/All waters turned off，其他参数设置不需要改变，配置文件保存为 *gold2.conf*。点击 **Run** 开始计算，在终端出现 GA Done 则为计算结束。

（3）All waters toggled：重新打开 *Water Selection* 面板，改变每一个水分子的 Water state 为 **Toggle**，并确保 Water orientation 选项为 **Spin**。点击 **Output…**，设置输出文件的路径，这里我们设为<GOLD_DIR>/examples/tutorial5/All waters toggled，其他参数设置不需要改变，配置文件保存为 *gold3.conf*。当口袋中的水分子不确定是否会产生氢键时，则会增加每个分子的构象搜索时间，含有的水分子越多则时间越长。点击 **Run** 开始计算，在终端出现 GA Done 则为计算结束。

4. 计算结果分析

（1）All waters turned on：打开 SILVER1.1，勾选上 **Display multiple ligands**，分别导入参考配体 *ligand_reference.mol2* 和对接后的分子构象，可以看到没有结合构象与正确的结合模式相类似。

（2）All waters turned off：用 SILVER1.1 导入参考配体 *ligand_reference.mol2* 和对接后的分子构象，可以看到只有一个对接构象与参考配体相类似，并且相应的打分值也较上一种方法高。

（3）All waters toggled：用 SILVER1.1 导入参考配体 *ligand_ reference.mol2* 和对接后的分子构象 *gold_soln_ligand_reference_m1_2.mol2*，可以看到有多个对接构象与参考配体有很高的相似度，并且打分值也较以上两种方法高。活性位点处的两个水分子分别与配体的 NH_2 有相互作用，并同时优化蛋白上羰基氧原子的氢键作用，使得形成三个较好的氢键（图 2-60）。

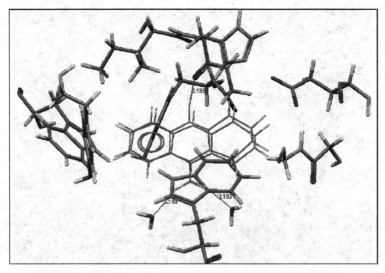

图 2-60　他克林抑制剂重对接结果分析

重点回顾

活性位点含有水的分子对接：

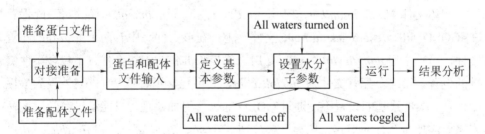

七、含有蛋白柔性侧链的分子对接

（一）方法应用

本教程旨在研究蛋白结合位点处含有柔性侧链的分子对接。我们选用的小分子是蛋白复合物 1LPG 中的配体，受体为凝血因子 Xa（PDB ID：1FAX）。

在结合位点处的蛋白结构一般为刚性的，在对接过程中他们很难发生移动。而在凝血因子 Xa 蛋白结构中，活性口袋中的关键残基 Gln192 会根据结合的配体分子不同而位置发生改变。将 1LPG 中的配体与蛋白 1FAX 叠合后发现，残基 Gln192 与配体分子会发生刚性碰撞（图 2-61），所以我们需将 Gln192 设为柔性。

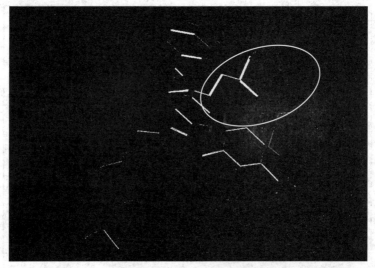

图 2-61　配体分子在凝血因子 Xa 活性位点处结合构象，
残基 Gln192 用灰色椭圆标出

（二）对接准备

1. 对接配置文件准备

配体文件 *1LPG_ligand.mol2* 和受体文件 *1FAX_protein.mol2* 已经准备好，保存在<GOLD_DIR>/examples/tutorial6 文件夹中。在该文件夹中有两个准备好的配置文件，第一个为 *non_flexible.conf*，是用一般步骤准备的配置文件，不包含柔性侧链的设置。第二个配置文件为 *flexible.conf*，其中包含了将残基 Gln192 设为柔性的设置。柔性残基的设置不能通过 **GOLD** 的操作界面实现，只能通过在配置文件末尾处添加命令行的形式。用写字板分别打开 *non_flexible.conf* 和 *flexible.conf* 可以比较两者的差别。

1. rotamer_lib
2. name gln_192
3. chi1 1757 1758 1761 1762
4. chi2 1758 1761 1762 1763
5. chi3 1761 1762 1763 1765
6. rotamer 62 (13) 180 (14) 20 (16)
7. rotamer 70 -75 0
8. ... several more rotamer lines ...
9. end_rotamer_lib

第 1 行为命令起始行，第 2 行为设置的柔性残基的名称。3、4、5 行为定义设置扭转角的原子，用写字板打开 *1FAX_protein.mol2*，看到 Gln192 中 N, CA, CB, CG, CD 和 NE2 所对应的原子序号为 1757，1758，1761，1762，1763 和 1765。这些残基重原子分别围绕 Cα-Cβ，Cβ-Cγ 和 Cγ-Cδ 键旋转。

*注意：在 chi 中输入旋转角原子时，注意输入的原子序号应从距离主链最近的原子开始。

第六行为设置旋转角的值及旋转范围，本例中旋转角的值分别为 chi1= 62° (±13°)，chi2=180° (±14°)，chi3=20° (±16°)。第 7 行为准确的旋转异构体的值 chi1= 70，chi2= -75，chi3= 0。

打开 GOLD 3.0.1，点击 **Configuration File**，选择<GOLD_DIR>/examples/tutorial6/*flexible.conf*，为已经准备好的对接配置文件。

分别点击 **Protein** 和 **Edit Ligand File List**，确定提交的配体和蛋白文件是否正确。

点击 **Run**，开始计算。

2. 计算结果分析

将打分排名最高的配体分子与原实验得到的 1LPB 配体相比较，发现对接后的分子有更好的构象，并且残基 Gln192 的位置也发生了改变（图 2-62）。

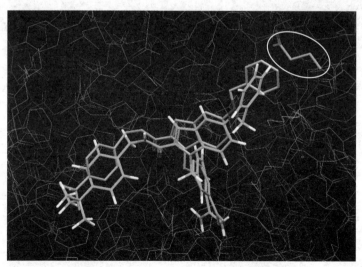

图 2-62 对接后分子构象与原配体构象相比较

在进行柔性侧链对接前，我们应决定两件事情：（a）将哪一个侧链设为柔性；（b）侧链的柔性度为多少？柔性度设置的越大，相应搜索的化学空间也就越大，时间也会较长。当用于虚拟筛选时，可适当减少侧链的柔性度以增加搜索效率。

　　分析结果时发现，一些对接后的构象与残基 Arg143 发生碰撞。故我们在选择构象时应尽量选择 Gln192 远离结合口袋的并与 Arg 残基不发生碰撞。可行的方法是在 **rotamer_lib** 和 **end_rotamer_lib** 之间加上新命令行：penalise_protein_clashes＝0。通过该命令将不会计算柔性侧链原子与周围蛋白原子之间的碰撞，使 Gln192 更加靠近附近的残基。

重点回顾

　　含有蛋白柔性侧链的分子对接：

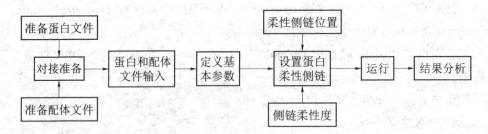

■ 第三章 ■

蛋白质与核酸的分子动力学模拟

第一节　分子动力学概述

分子动力学模拟（Molecular Dynamics Simulation, MDS）是近年来飞速发展的一种分子模拟方法，它以经典力学、量子力学、统计力学为基础，利用计算机数值求解分子体系运动方程的方法，模拟研究分子体系的结构与性质。

分子动力学模拟的基本原理即为牛顿运动定律。

考虑含有 N 个分子或原子的运动系统，系统的能量为系统中分子的动能与总势能的总和。其总势能为分子中各原子位置的函数 $U(\vec{r}_1, \vec{r}_2, \cdots, \vec{r}_n)$〔通常势能可分为分子间（或分子内）原子间的非键范德华作用（VDW）与分子内部势能（int）两大部分〕，即：

$$U = U_{VDW} + U_{int} \tag{3-1}$$

范德华作用一般可将其近似为各原子对间范德华作用的和：

$$U_{VDW} = u_{12} + u_{13} + \cdots u_{1n} + u_{23} + u_{24} + \cdots$$
$$= \sum_{i=1}^{n-1} \sum_{j=i+1}^{n} u_{ij}(r_{ij}) \tag{3-2}$$

其中，r_{ij} 为两个原子 i 与 j 之间的距离。分子内势能则为各类型内坐标（如键伸缩、键角弯曲……）势能的总和。

根据经典力学原理得知，系统中任何一个原子 i 所受的力为势能的梯度：

$$\vec{F}_i = -\nabla_i U = -\left(\vec{i} \frac{\partial}{\partial_{x_i}} + \vec{J} \frac{\partial}{\partial_{y_i}} + \vec{k} \frac{\partial}{\partial_{z_i}} \right) U \tag{3-3}$$

由牛顿第二运动定律可得 i 原子的加速度为：

$$\vec{a}_i = \frac{\vec{F}_i}{m_i} \tag{3-4}$$

将牛顿运动定律方程对时间积分，可以预测 i 原子经过时间 t 后的速度与位置。

$$\frac{d^2}{d_{t^2}}\vec{r}_i = \frac{d}{d_t}\vec{v}_i = \vec{a}_i$$

$$\vec{v}_i = \vec{v}_i^0 + \vec{a}_i t$$

$$\vec{r}_i = \vec{r}_i^0 + \vec{v}_i^0 t + \frac{1}{2}\vec{a}_i t^2 \tag{3-5}$$

其中，$\vec{r}$ 及 $\vec{v}$ 分别为粒子的位置与速度，上标"0"为各物理量的初始值。

首先由系统中各分子位置计算系统的势能，再由公式计算系统中各原子所受的力及加速度，然后计算得到一段非常短的时间间隔后各原子的位置及速度。重复这一过程，反复循环，可得到各时间下系统中分子运动的位置、速度及加速度等信息，即得到系统的运动轨迹（trajectory）。

1957 年，Alder 和 Wainwright 首先采用分子动力学并应用于硬球模型来研究凝聚态系统的气体和液体。分子动力学的应用至今已经有约 60 年的历史，随着计算机技术的迅速发展，越来越多地被应用于各种体系的模拟。1977 年，McCammon 等人在 Nature 上发表第一篇蛋白质的分子动力学模拟研究论文，研究对象是当时刚刚解析出晶体结构的牛胰岛素抑制剂（BPTI）。虽然模拟的时间很短，但是使人们看到分子动力学技术对于研究蛋白质分子功能的重要作用。

对一种生物大分子的空间结构进行分子动力学模拟，可以得到分子系统的构象和随时间变化的各种信息，进而得到分子结构的运动轨迹，或者将结构整体运动分解为不同频率整栋模态的叠加，能够帮助进一步理解蛋白质生物活性位点在配体结合、催化过程中的运动特征。此外，计算机模拟为天然生物大分子的改性和基于受体结构的药物分子设计提供了重要的依据，在某些领域已经成为实验研究难以替代的手段。在生物大分子领域，分子动力学已经大量用于研究生物分子及其复合物的结构、动力学和热力学过程；得到生物分子系统的各种属性，包括蛋白质的稳定性、构象变化信息、蛋白质折叠信息、分子识别、生物系统内的离子运输等，也应用于药物设计、X 射线衍射和核磁共振分子结构的判别等。

第二节　利用 GROMACS 进行
纯蛋白分子动力学模拟

一、GROMACS 简介

GROMACS 全称为 Groningen Machine for Chemical Simulations，是一款基于

牛顿力学体系进行分子动力学模拟的软件包①。

它最初设计用于生化分子，如蛋白质、脂质和核酸的动力学模拟，但由于 GROMACS 也可以非常快地计算非键合相互作用，现在也被用于研究非生物体系，如聚合物。

GROMACS 几乎支持所有分子动力学的算法，当然它也拥有自己的优势：①精度高，速度快；②支持 GPU 加速；③界面简单，对用户友好；④可预测模拟结束时间；⑤轨迹文件可由个人选择压缩度；⑥开源，免费。

关于 GROMACS 的安装，因为新旧版不尽相同，在此不再赘述。

GROMACS 运行中有各种不同类型后缀的文件产生，在进行模拟之前，有必要先对这些文件进行介绍。

1. Molecular topology files (.top)，这是 GROMACS 的分子拓扑文件(top file)，用 GROMACS 的模块"pdb2gmx"就可以将 PDB 文件转化生成 top 文件。拓扑文件中不仅含有蛋白的坐标信息，还有蛋白中成键的信息，包括键的大小等，信息更全面，对于分子模拟必不可少。

2. Molecular structure files，这种结构文件包括 pdb 与 gro 两种，用"pdb2gmx"将 pdb 文件转化为 top 文件的同时也可以将 pdb 转化为 gro 文件。pdb 与 gro 文件的区别就在于它们保存的信息不一样：gro 文件中除了保存原子的坐标外，还可以保存动力学模拟中的力场、盒子尺寸、速度等信息。这些信息都是通过另一个模块"genbox"来实现的。

3. Molecular dynamics parameterfiles (.mdp)，mdp 文件是一个参数文件，包括了做分子动力学模拟所需的参数如步数、温度、压力、速度等。

4. Index files (.ndx)，GROMACS 的索引文件，即 index 文件，由模块 make_ndx 实现，文件后缀为.ndx。索引文件是 GROMACS 非常重要的文件，它使得动力学模拟变得更加人性，更加可变。举一个例子，比如想对蛋白中的一部分进行与别的部分不同的计算，这时候你就需要通过索引文件实现分组，然后对该组进行模拟。

5. Run input files (.tpr)，用 GROMACS 的模块 grompp 可以将上述的几个文件合并生成一个新的 tpr 文件，用于下一步运算，这个文件中包含了下一步运算所需的一切信息。

6. Trajectory files (.trr)，trr 文件是动力学模拟的轨迹文件，它记录了模拟过程中一定时间间隔的瞬时结构信息，它可以用 ngmx 来读取，也可以用软件 VMD 来

---

① GROMACS 官方网站：http://www.gromacs.org/

读取。读取之后，就可以一帧一帧的观看蛋白质或者其他分子的一步步结构变化了。

二、纯蛋白模拟

本教程所使用 GROMACS 版本为 GROMACS 5.0，所模拟的蛋白为水中的溶菌酶。

在使用 GROMACS 过程中，如果想要获得 GROMACS 模块的帮助信息，可以在命令行输入 gmx help 或者 gmx –h 来实现，其中 gmx 可以替换为任何你需要得到帮助的模块名称。得到的信息会显示在终端，包括算法，所有文件格式等。

现在，让我们开始溶菌酶的模拟吧！

1. 产生拓扑文件

首先我们需要下载该蛋白质结构文件。在本教程中，我们将使用溶菌酶（PDB编号：1AKI），在 RCSB 网站（http://www.rcsb.org/）可以下载到 pdb 文本格式的的蛋白晶体结构。下载到晶体后，你可以利用 PyMOL 或者 Chimera 等软件查看这个结构，结构中带有的结晶水，我们需要删掉。这时利用 Linux 的 vi 编辑器来进行这项内容，删除水分子所在行，即在 pdb 文件中残基 HOH 所有所在行，例如：

```
HETATM 1015  O   HOH A 142      21.390  45.524 -11.035  0.96 20.63           O
```

并保存文件后退出。注意不要使用任何文本编辑软件，否则会发生不识别的情况！

对于水的处理，删除所有结晶水并非普适规则，比如说当水参与了小分子结合作用时就不能删除。在我们这个例子中，不需要水。

检查.pdb 文件的完整性，如出现残缺将影响模拟，导致失败。因此可以在下载到.pdb 文件后用 SPDBV 软件（免安装软件）打开，自动补全残基。

现在，我们需要模拟的蛋白已经准备好了，没有残缺的原子，结晶水也已去除，.pdb 文件只包含完整的蛋白质信息。接下来.pdb 文件就可以输入到第一个模块 pdb2gmx，它的目标是生成三个文件：①分子的拓扑结构。②位置约束文件。③经过处理的结构文件。

拓扑文件，在默认情况下文件名为 topol.top，包含了在模拟中分子的所有信息。这些信息包括非键参数（原子类型和电荷），成键参数（键，键角和二面角）。

在命令框里输入以下命令来执行 pdb2gmx（注意空格）：

```
gmx pdb2gmx -f 1AKI.pdb -o 1AKI_processed.gro -water spce
```

-f: 指定你的坐标文件，可以是 pdb、gro、tpr 等包含有分子坐标的文件。

-o: 输出文件，也就是处理过的分子坐标文件，同样可以是 pdb、gro、g96 等文件类型。

-water: 指定使用的水模型。

此时，pdb2gmx 来处理蛋白，终端显示选择力场，如下：

```
Select the Force Field:
From '/home/programs/gromacs500cpu/share/gromacs/top':
 1: AMBER03 protein, nucleic AMBER94 (Duan et al., J. Comp. Chem. 24, 1999-2012, 2003)
 2: AMBER94 force field (Cornell et al., JACS 117, 5179-5197, 1995)
 3: AMBER96 protein, nucleic AMBER94 (Kollman et al., Acc. Chem. Res. 29, 461-469, 1996)
 4: AMBER99 protein, nucleic AMBER94 (Wang et al., J. Comp. Chem. 21, 1049-1074, 2000)
 5: AMBER99SB protein, nucleic AMBER94 (Hornak et al., Proteins 65, 712-725, 2006)
 6: AMBER99SB-ILDN protein, nucleic AMBER94 (Lindorff-Larsen et al., Proteins 78, 1950-58, 2010)
 7: AMBERGS force field (Garcia & Sanbonmatsu, PNAS 99, 2782-2787, 2002)
 8: CHARMM27 all-atom force field (CHARMM22 plus CMAP for proteins)
 9: GROMOS96 43a1 force field
10: GROMOS96 43a2 force field (improved alkane dihedrals)
11: GROMOS96 45a3 force field (Schuler JCC 2001 22 1205)
12: GROMOS96 53a5 force field (JCC 2004 vol 25 pag 1656)
13: GROMOS96 53a6 force field (JCC 2004 vol 25 pag 1656)
14: GROMOS96 54a7 force field (Eur. Biophys. J. (2011), 40,, 843-856, DOI: 10.1007/s00249-011-0700-9)
15: OPLS-AA/L all-atom force field (2001 aminoacid dihedrals)
```

力场的选择非常重要，因为关于力场的信息都会写入拓扑文件，之后的模拟都在此力场下进行。因此，你需要尽可能多了解每一个力场的信息（可以在 GROMACS 手册中得到），并决定哪个力场适合你的模拟。在本教程中，我们将使用 OPLS 力场，所以在终端输入 15，然后 Enter 即可。

在执行 pdb2gmx 时，还有一些选择可以让你的模拟更加灵活，常用的有：

-ignh: 可以忽略.pdb 文件中的氢原子；

-ter: 交互分配 N 端与 C 端的电荷状态；

-inter: 交互分配谷氨酸，天冬氨酸，赖氨酸，精氨酸和组氨酸之间的电荷。

现在，已经有三个新的文件生成了：1AKI_processed.gro，topol.top 和 posre.itp。1AKI_processed.gro 是 GROMACS 的结构文件格式，topol.top 是体系的拓扑文件，posre.itp 中包含重原子的位置限制信息。

我们来看看拓扑文件 topol.top 中的内容。利用 vi 编辑器打开文件，你会发现有这么一行：

```
; Include forcefield parameters
#include "oplsaa.ff/forcefield.itp"
```

这一行意为调用了 OPLS-AA 的力场参数，它在文件的开头，表示随后的参数均从该力场获得。

下一行是比较重要的[moleculetype]，如下：

```
[ moleculetype ]
; Name            nrexcl
Protein_chain_A    3
```

名称"Protein_chain_A"定义了分子名，这是基于 PDB 文件中该蛋白被标记为 A 链的事实。Nrexcl 意为例外情况，关于此项可在 GROMACS 手册中获得信息，本文不予讨论。

接下来的部分定义了蛋白中的原子[atoms]：

```
[ atoms ]
;  nr     type  resnr residue atom  cgnr      charge      mass typeB    chargeB      massB
; residue    1 LYS rtp LYSH q +2.0
     1  opls_287      1    LYS     N    1      -0.3   14.0027  ; qtot -0.3
     2  opls_290      1    LYS    H1    1      0.33    1.008   ; qtot 0.03
     3  opls_290      1    LYS    H2    1      0.33    1.008   ; qtot 0.36
     4  opls_290      1    LYS    H3    1      0.33    1.008   ; qtot 0.69
     5  opls_293B     1    LYS    CA    1      0.25   12.011   ; qtot 0.94
     6  opls_140      1    LYS    HA    1      0.06    1.008   ; qtot 1
     7  opls_136      1    LYS    CB    2     -0.12   12.011   ; qtot 0.88
     8  opls_140      1    LYS   HB1    2      0.06    1.008   ; qtot 0.94
     9  opls_140      1    LYS   HB2    2      0.06    1.008   ; qtot 1
    10  opls_136      1    LYS    CG    3     -0.12   12.011   ; qtot 0.88
    11  opls_140      1    LYS   HG1    3      0.06    1.008   ; qtot 0.94
```

这些信息的解释如下。

nr：原子序号；

type：原子类型；

resnr：氨基酸残基序号；

residue：氨基酸残基名称（LYS 即赖氨酸残基，在.rtp 文件中写作 LYSH，意为残基被质子化了，这是在中性 pH 条件下主要的状态）；

atom：原子名称；

cgnr：所在电荷组号；

charge：电荷，qtot 这个描述符表示运行的总电荷；

mass：质量；

typeB, chargeB, massB：用于自由能干扰，在此不作解释。

后续的内容包括[bonds]，[pairs]，[angles]和[dihedrals]，即成键，对，键角，二面角等信息。

文件的其余部分定义了其他拓扑信息，从位置限制开始，posre.itp 定义了在平衡过程中将原子保留在原位置的力常数，如下：

```
; Include Position restraint file
#ifdef POSRES
#include "posre.itp"
#endif
```

到此为止，关于 Protein_chain_A 的信息就结束了。之后的信息是关于其他分子的。接下来是水的信息，在本教程中，我们使用的是 SPC/E 模型的水，其他还有 SPC，TIP3P，TIP4P 等，想得到更多水模型的信息，请输入网址 http://www1.lsbu.ac.uk/water/models.html 查看。

```
; Include water topology
#include "oplsaa.ff/spce.itp"

#ifdef POSRES_WATER
; Position restraint for each water oxygen
[ position_restraints ]
; i funct     fcx        fcy        fcz
  1   1      1000       1000       1000
#endif
```

水也可以被限定位置，使用力常数来达到目的。

离子参数如下：

```
; Include topology for ions
#include "oplsaa.ff/ions.itp"
```

接下来是体系的定义。

[system]指定了输出文件中体系的名称。

```
[ system ]
; Name
LYSOZYME
```

[molecules]列出了体系中的所有分子。

```
[ molecules ]
; Compound        #mols
Protein_chain_A    1
```

关于[molecules]，有一些注意事项：

（1）所列分子的顺序需与分子坐标的顺序（.gro 文件中的顺序）相同；

（2）所列的名称需与[moleculetype]的名称一致。

看完了拓扑文件，接着进行我们的模拟吧。

2. 定义盒子与溶剂

在本教程中，我们模拟一个简单的水系统。你也可以在适当的情况下模拟其他的溶剂系统。定义盒子与添加溶剂一共需要两步：

（1）利用 editconf 模块定义盒子的大小；

（2）利用 solvate 模块（旧版本中是 genbox）将水填满整个盒子。

现在需要选择盒子，对于本教程，我们选择简单的立方体。还有其他选项，比如菱形十二面体的体积是相同周期性距离立方体体积的 71%，这将节省需要添加的水分子，加快运算速率。

用 edifconf 模块定义盒子需要输入以下命令：

```
gmx editconf -f 1AKI_processed.gro -o 1AKI_newbox.gro -c -d 1.0 -bt cubic
```

-c: 将蛋白质置于盒子的中心（这里我们不用）。

-d: 指定盒子的尺寸，即盒子边缘距离分子边缘 1nm（10Å）。理论上在绝大多数系统中，-d 都不能小于 0.85nm。

-bt: 指定盒子的形状类型，四面体、八面体、十二面体等等。

用 solvate 模块给盒子中加满水：

```
gmx solvate -cp 1AKI_newbox.gro -cs spc216.gro -o 1AKI_solv.gro -p
topol.top
```

-cp: 指定结构文件（即上步生成的包含盒子和蛋白的坐标文件）；

-cs: 指定溶剂类型（由于第一步选择了水分子模型为 SPCE，所以这里指定为 spc216）；

-o: 输出结构文件（包含了蛋白、盒子、水分子信息的文件）；

-p: 生成新的 top 文件（因为增加了水分子，所以 top 文件重新生成）。

打开新生成的拓扑文件，你会发现最后一行有溶剂信息：

```
[ molecules ]
; Compound          #mols
Protein_chain_A       1
SOL               10700
```

3. 添加抗衡离子

现在我们的溶剂体系包含了一个带电荷的蛋白，为了保持体系稳定使其处于中性电荷状态，我们需加入相反电荷达到目的。用于添加抗衡离子的模块是 genion，它所做的就是通过拓扑文件读入并用离子替换掉部分水分子。读入的文件后缀为.tpr，这个文件是模块 grompp 产生的。为了产生.tpr 文件，grompp 需要读入一个额外的参数文件，即.mdp 文件，它会指定.tpr 文件中模拟涉及到的全部参数。

生成.tpr 文件的命令：

```
gmx grompp -f ions.mdp -c 1AKI_solv.gro -p topol.top -o ions.tpr
```

-f: 指定输入的分子动力学参数文件（mdp 文件）；

-c: 指定输入的结构文件（上一步骤产生的 gro 文件）；

-p: 指定输入的；

-o: 指定输出文件名。

ios.mdp 文件内容见注释。（注释中提供的.mdp 文件，仅适合于 OPLS-AA 力场使用）

终端有提示：

```
NOTE 2 [file topol.top, line 18406]:
  System has non-zero total charge: 8.000000
```

意为体系有 8 个正电荷，所以我们需要添加 8 个负电荷使体系保持零电荷。添加电荷的命令：

```
gmx genion -s ions.tpr -o 1AKI_solv_ions.gro -p topol.top -pname
NA -nname CL -nn 8
```

-s: 指定系统 tpr 文件；

-p: 指定系统拓扑文件，在往系统中添加金属离子时，genion 会往拓扑文件最后的分子类型中写入添加的离子数，并修改拓扑文件中系统原子数；

-o: 指定输出文件，genion 的输出是 pdb 文件或者 gro 等结构文件；

-np/-nn: 带正/负电金属离子的数目；

-pname/-nname: 指定正负金属离子的名字，比如" Na$^+$ "或者" Cl$^-$ "。

运行这个命令后，终端提示提供一个连续的溶剂组，应该选组 13（SOL）。输入 13，回车。终端提示有 6 个溶剂分子被氯离子代替。现在生成了新的 top 文件，力场在最后减掉 6 分子 SOL，加入 6 分子 Cl$^-$。现在打开拓扑文件，你可以在最后看到：

```
[ molecules ]
; Compound        #mols
Protein_chain_A     1
SOL          10700
CL             8
```

4. 能量最小化

在我们开始动力学模拟之前，我们必须确保体系中的原子没有冲撞，那么通过能量最小化我们才能够得到这样的结构。能量最小化的过程与添加抗衡离子的过程相似，即先生成.tpr 文件，然后才运行能量最小化的过程。

首先输入以下命令：

```
gmx grompp -f minim.mdp -c 1AKI_solv_ions.gro -p topol.top -o em.tpr
```

minim.mdp 文件内容见注释。

准备好能量最小化的输入文件后，输入以下命令：

```
gmx mdrun -v -deffnm em
```

-v: 显示运算时间等具体内容；

-deffnm: 定义输入输出文件名；

运算完毕得到四个文件 em.log、em.edr、em.trr、em.gro 分别为日志文件、能量文件、轨迹文件和能量最小化后的结构文件。

如何来评估能量最小化这一步是成功的呢？我们有两个指标：①势能（能量最小化过程结束时终端会显示），Epot 应为负数，对于本体系，数量级应该在 $10^5 \sim 10^6$；②最大的受力，Fmax，我们在 minim.mdp 中设置"emtol = 1000.0"意为 Fmax 的值不能大于 1000。如果出现 Epot 值合理但是 Fmax 并未收敛到你所设置的 emtol 值时，你的体系可能并未完全能量最小化，你需要找到原因并且修正它。

我们简单来做一个分析。能量文件即 em.edr 是我们需要的，energy 这个模块是我们分析的工具。试一试输入以下命令：

```
gmx energy -f em.edr -o potential.xvg
```

在终端提示符下输入 10 用来选择 Potential（10）这一项，然后输入 0 用来结束本次输入。终端会显示 Epot 的平均值，同时一个文件 potential.xvg 生成。你可以利用绘图软件来分析这些数据（图 3-1）。

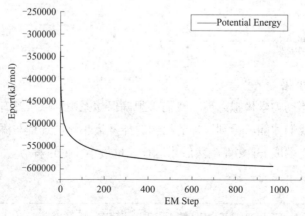

图 3-1　能量最小化步骤中能量变化图

现在我们的体系已经处于最低能量下了，我们可以开始真正的模拟了！

5. 平衡

能量最小化确保蛋白质的起始结构合理，要开始真正的动力学，我们必须平衡蛋白质周围的溶剂和离子。如果不进行平衡就开始自由无限制的动力学，体系可能会崩溃。所以我们需要使体系达到一定的温度，且给体系施加压力后达到适当的浓度。

还记得 porse.itp 这个文件吗？是第一步 pdb2gmx 产生的，它的目的在于对重原子进行位置限制。位置限制的用处在于它能够平衡蛋白质周围的溶剂，而不使蛋白质的结构发生大的变化。

平衡分为两个阶段。第一阶段称为 NVT，即控制粒子总数、体积、温度不变，通常也叫做等温等容。在这个过程中，体系温度应当达到设定值并稳定一段时间。通常情况下，50～100ps 足够达到稳定，在本教程中，我们进行 100ps，设置参数在 nvt.mdp 文件中，见注释。

输入以下两条命令来执行：

```
gmx grompp -f nvt.mdp -c em.gro -p topol.top -o nvt.tpr
```

```
gmx mdrun -deffnm nvt -v
```

运行结束后，我们需要分析温度情况，使用以下命令：

```
gmx energy -f nvt.edr
```

终端出现提示界面，输入 15 选择 Temperature，然后输入 0 结束并退出（图 3-2）。

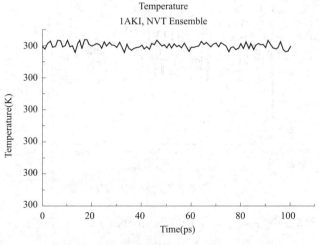

图 3-2　等温等容过程中温度变化图

查看文件，发现我们得到 energy.xvg 文件，对此文件的数据进行分析。

从图中我们可以看出体系温度稳定在 300K 左右。温度稳定后，接下来我们来进行平衡的第二部分，稳定系统的压力。这一阶段叫做 NPT，通常也叫做等温等压。这一步用到的 npt.mdp 文件见注释。

输入以下命令：

```
gmx grompp -f npt.mdp -c nvt.gro -t nvt.cpt -p topol.top -o npt.tpr
```

```
gmx mdrun -deffnm npt -v
```

-t：指定 checkpoint 文件，即检查文件，这个文件中包含了之前体系状态的改变。

运行结束后，我们来分析以下压力的变化，输入以下命令：

```
gmx energy -f npt.edr -o pressure.xvg
```

终端出现提示界面，输入 16 选择 Pressure，然后输入 0 结束并退出（图 3-3）。对 pressure.xvg 文件的数据进行分析。

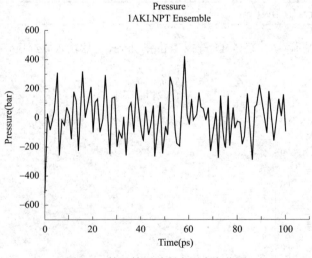

图 3-3　等温等压过程中压力变化图

压力值波动是正常的现象。平均值为 1.05bar。

6. 分子动力学自由模拟

平衡结束后，体系现在处于适当的温度和压力，现在应当取消限制条件无束缚得进行自由模拟。在本教程中，我们将进行一个 1ns 时长的模拟，md.mdp 文件见注释。

输入以下命令：

```
gmx grompp -f md.mdp -c npt.gro -t npt.cpt -p topol.top -o md_0_1.tpr
```

```
gmx mdrun -deffnm md_0_1 -v
```

运行结束后，我们的模拟就结束了。

7. 分析

得到结果后，最重要的是分析。在 GROMACS 中，用来分析的模块很多，你需要阅读手册来得到这些信息。在本教程中，我们来做一些简单的分析。

首先，我们使用 trjconv 模块，这是一个后处理工具，可以去掉坐标，纠正周期性，改变轨迹。本教程中，利用 trjconv 纠正周期性，输入以下命令：

```
gmx trjconv -s md_0_1.tpr -f md_0_1.xtc -o md_0_1_noPBC.xtc -pbc
mol -ur compact
```

选择 0（system）。我们利用纠正周期性后的轨迹来进行后续分析。首先，看结构是否稳定，rms 模块可以实现这个目的：

```
gmx rms -s md_0_1.tpr -f md_0_1_noPBC.xtc -o rmsd.xvg -tu ns
```

-tu: 选择时间单位，本命令中，选择了 ns，即便轨迹写入时是按照 ps 来写入的。这样做可以使结果看起来更加清晰。

终端提示可以选择整个体系（System）、蛋白（Protein）、不含氢的蛋白（Protein-H）等。在这里，对于最小二乘拟合与 RMSD 计算我们均选择 4（Backbone），即骨架。我们来看一下 RMSD（图 3-4）：

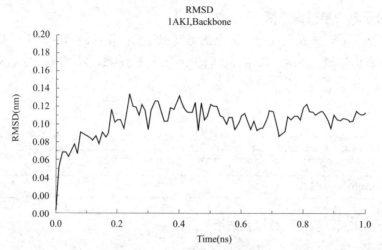

图 3-4　自由分子动力学模拟过程中蛋白骨架 RMSD 变化图

如果我们希望计算相对于晶体结构的 RMSD，输入以下命令：

```
gmx rms -s em.tpr -f md_0_1_noPBC.xtc -o rmsd_xtal.xvg -tu ns
```

结果（图 3-5）：

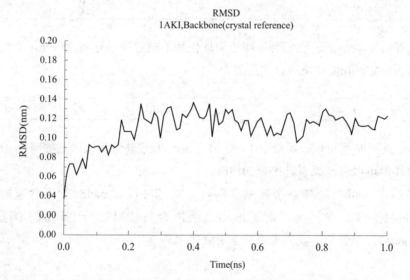

图 3-5　自由分子动力学模拟过程中蛋白骨架相对于晶体结构 RMSD 变化图

两个图显示 RMSD 水平均在 0.11nm 左右，比较稳定。从图上可以看出，t=0ns 时二者差异比较显著，晶体结构没有被能量最小化，所以 RMSD 值大一些。

蛋白结构的回转半径可以衡量其紧密度。如果一个蛋白质是稳定得折叠的，那么它的 Rg 值就会维持相对稳定，我们来分析一下这个蛋白（图 3-6）：

```
gmx gyrate -s md_0_1.tpr -f md_0_1_noPBC.xtc -o gyrate.xvg
```

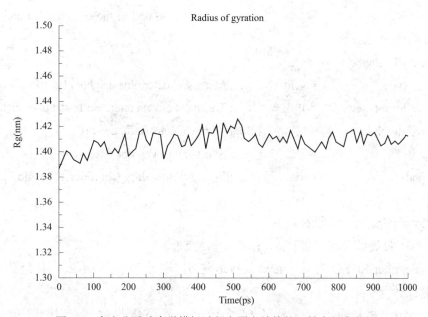

图 3-6　自由分子动力学模拟过程中蛋白结构的回转半径变化图

从图上可以看出，在 300K 的条件下，1ns 的过程中蛋白质处于稳定状态。

8. 结束语

到此，你已经进行了一个完整的蛋白质动力学模拟，并且进行了一些简单的分析。GROMACS 还可以进行更多的计算，你可以阅读我们接下来的一个教程，同时也可以在网络上搜索。

【注释】

以下为本教程中用到的.mdp 文件，我们对其中重要的内容作了中文解释。

1. ions.mdp

; ions.mdp - used as input into grompp to generate ions.tpr

; Parameters describing what to do, when to stop and what to save

integrator = steep; Algorithm (steep = steepest descent minimization)

emtol= 1000.0; Stop minimization when the maximum force < 1000.0 kJ/(mol·nm)

```
emstep          = 0.01        ; Energy step size
nsteps          = 50000       ; Maximum number of (minimization) steps to perform


; Parameters describing how to find the neighbors of each atom and how to
calculate the interactions
nstlist              = 1              ; Frequency to update the neighbor list and long
range forces
cutoff-scheme        = Verlet
ns_type              = grid          ; Method to determine neighbor list (simple, grid)
coulombtype          = PME           ; Treatment of long range electrostatic interactions
rcoulomb       = 1.0          ; Short-range electrostatic cut-off
rvdw                 = 1.0           ; Short-range Van der Waals cut-off
pbc                  = xyz           ; Periodic Boundary Conditions (yes/no)
```

ions.mdp 文件的重要概念：

title: 标题随便取（最长 64 个字，简单点好）。

integrator=steep: 告诉 gompp 运行最陡下降法进行能量最小化。用 cg 进行共轭梯度法。

emtol: 最大的力如果小于此值则能量最小化收敛（结束）（单位是 $kJmol^{-1}nm^{-1}$）。

emstep: 初始步长（nm）。

nsteps: 在能量最小化中，指定最大反应步数。

energygrps= system: 保存整个 system 的能量。

nstlist: 更新邻居列表的频率。nstlist = 10 表示每 10 步更新一次。

ns_type: 定义更新邻居的方法。

rlist: 短程邻居列表的阈值。

coulombtype: 告诉 GROMACS 如何计算静电。PME 为 particlemeshewald 法（参见 Gromacs 用户手册）。

rcoulomb: 指定库仑力阈值。

rvdw: 指定 LJ 或 Buckingham 势能距离阈值。

pbc 指周期性边界。pbc=xyz 指在 xyz 三个方向上都设置周期性边界。

2. minin.mdp

; minim.mdp - used as input into grompp to generate em.tpr

integrator = steep   ; Algorithm (steep = steepest descent minimization)

emtol   = 1000.0   ; Stop minimization when the maximum force <
1000.0 kJ/mol/nm

emstep   = 0.01   ; Energy step size

nsteps   = 50000   ; Maximum number of (minimization) steps to perform

; Parameters describing how to find the neighbors of each atom and how to calculate the interactions

nstlist   = 1   ; Frequency to update the neighbor list and long range forces

cutoff-scheme   = Verlet

ns_type   = grid   ; Method to determine neighbor list (simple, grid)

coulombtype   = PME   ; Treatment of long range electrostatic interactions

rcoulomb   = 1.0   ; Short-range electrostatic cut-off

rvdw   = 1.0   ; Short-range Van der Waals cut-off

pbc   = xyz   ; Periodic Boundary Conditions (yes/no)

3. nvt.mdp

title   = OPLS Lysozyme NVT equilibration

define   = -DPOSRES ; position restrain the protein

; Run parameters

integrator = md   ; leap-frog integrator

nsteps   = 50000   ; 2 * 50000 = 100 ps

dt   = 0.002   ; 2 fs

; Output control

nstxout   = 500   ; save coordinates every 1.0 ps

nstvout   = 500   ; save velocities every 1.0 ps

nstenergy = 500   ; save energies every 1.0 ps

nstlog   = 500   ; update log file every 1.0 ps

; Bond parameters

```
continuation            = no        ; first dynamics run
constraint_algorithm    = lincs         ; holonomic constraints
constraints               = all-bonds     ; all bonds (even heavy atom-H bonds)
constrained
lincs_iter              = 1              ; accuracy of LINCS
lincs_order             = 4                ; also related to accuracy
; Neighborsearching
cutoff-scheme    = Verlet
ns_type           = grid          ; search neighboring grid cells
nstlist           = 10        ; 20 fs, largely irrelevant with Verlet
rcoulomb        = 1.0          ; short-range electrostatic cutoff (in nm)
rvdw             = 1.0             ; short-range van der Waals cutoff (in nm)
; Electrostatics
coulombtype       = PME      ; Particle Mesh Ewald for long-range electrostatics
pme_order         = 4           ; cubic interpolation
fourierspacing = 0.16     ; grid spacing for FFT
; Temperature coupling is on
tcoupl          = V-rescale                 ; modified Berendsen thermostat
tc-grps         = Protein Non-Protein   ; two coupling groups - more accurate
tau_t    = 0.1        0.1         ; time constant, in ps
ref_t    = 300       300              ; reference temperature, one for each group,
in K
; Pressure coupling is off
pcoupl          = no             ; no pressure coupling in NVT
; Periodic boundary conditions
pbc       = xyz              ; 3-D PBC
; Dispersion correction
DispCorr = EnerPres     ; account for cut-off vdW scheme
; Velocity generation
gen_vel          = yes           ; assign velocities from Maxwell distribution
gen_temp = 300              ; temperature for Maxwell distribution
gen_seed = -1        ; generate a random seed
```

nvt.mdp 文件中的重要概念：

define: 声明中的–DPOSRE 告诉 GROMACS 运行位置限制动力学模拟。

integrator: 告诉 GROMACS 使用何种算法。

dt: 每步的时间，此处数字单位是 ps。

nstxout: GROMACS 轨迹文件收集模拟快照（坐标）的频率（如 nstxout = 250，dt = 0.002，就是每 0.5ps 收集一张快照）。

rcoulomb 和 rvdw 是计算静电和范德华作用的阈值（单位 nm，1.0nm=10.0 埃）

; Electrostatics

coulombtype: 选择 GROMACS 计算原子静电相互作用方法（PME 代表 particlemeshewald；另外还可以用 cut-off）。

Tcoupl = v-rescale: 用随机条件重新调解速度的温度耦合类型。tc_grps =与调温器耦合的组（模型中的每个原子或残基都用一定的索引组表示）。

tau_t: 温度耦合的时间常数（单位 ps）。必须每个 tc_grps 指定一个，且顺序对应。

ref_t: 代表耦合的参照温度（即动力学模拟的温度，单位 K）。每个 tc_grp 对应一个 ref_t..

4. npt.mdp

title   = OPLS Lysozyme NPT equilibration

define   = -DPOSRES ; position restrain the protein

; Run parameters

integrator = md   ; leap-frog integrator

nsteps   = 50000   ; 2 * 50000 = 100 ps

dt   = 0.002   ; 2 fs

; Output control

nstxout   = 500   ; save coordinates every 1.0 ps

nstvout   = 500   ; save velocities every 1.0 ps

nstenergy = 500   ; save energies every 1.0 ps

nstlog   = 500   ; update log file every 1.0 ps

; Bond parameters

continuation   = yes   ; Restarting after NVT

constraint_algorithm   = lincs   ; holonomic constraints

```
    constraints                    = all-bonds      ; all bonds (even heavy atom-H bonds)
constrained
    lincs_iter                = 1                ; accuracy of LINCS
    lincs_order                = 4                ; also related to accuracy
    ; Neighborsearching
    cutoff-scheme        = Verlet
    ns_type                = grid          ; search neighboring grid cells
    nstlist                = 10            ; 20 fs, largely irrelevant with Verlet scheme
    rcoulomb        = 1.0            ; short-range electrostatic cutoff (in nm)
    rvdw                = 1.0            ; short-range van der Waals cutoff (in nm)
    ; Electrostatics
    coulombtype          = PME            ; Particle Mesh Ewald for long-range electrostatics
    pme_order          = 4            ; cubic interpolation
    fourierspacing = 0.16          ; grid spacing for FFT
    ; Temperature coupling is on
    tcoupl          = V-rescale                ; modified Berendsen thermostat
    tc-grps          = Protein Non-Protein    ; two coupling groups - more accurate
    tau_t      = 0.1        0.1            ; time constant, in ps
    ref_t      = 300        300                ; reference temperature, one for each group,
in K
    ; Pressure coupling is on
    pcoupl                    = Parrinello-Rahman            ; Pressure coupling on in
NPT
    pcoupltype                = isotropic                    ; uniform scaling of box
vectors
    tau_p                    = 2.0                ; time constant, in ps
    ref_p                    = 1.0                ; reference pressure, in bar
    compressibility        = 4.5e-5            ; isothermal compressibility of water,
bar^-1
    refcoord_scaling        = com
    ; Periodic boundary conditions
    pbc        = xyz            ; 3-D PBC
```

; Dispersion correction

DispCorr = EnerPres　　　; account for cut-off vdW scheme

; Velocity generation

gen_vel　　　= no　　　; Velocity generation is off

npt.mdp 文件的重要概念：

pcoupl: Parrinello-Rahman 恒压器。

pcoupltype–isotropic: 指"box"可以平均地向各个方向（x，y，z）膨胀或压缩，来维持一定的压力。注意：进行膜模拟时用 semiisotropic。

tau_p: 压力耦合的时间常数（单位 ps）。

compressibility: 溶剂在每 bar 的可压缩性（上面的设置是水在 300K 和 1 大气压下的可压缩性）。

ref_p: 压力耦合的参照压力（单位 bar，1 大气压~ 0.983bar）。

5. md.mdp

title　　　= OPLS Lysozyme MD simulation

; Run parameters

integrator = md　　　　　; leap-frog integrator

nsteps　　　= 500000 ; 2 * 500000 = 1000 ps (1 ns)

dt　　　　　= 0.002　　　; 2 fs

; Output control

nstxout　　　　　　= 5000　　　; save coordinates every 10.0 ps

nstvout　　　　　　= 5000　　　; save velocities every 10.0 ps

nstenergy　　　= 5000　　　; save energies every 10.0 ps

nstlog　　　　　= 5000　　　; update log file every 10.0 ps

nstxout-compressed　= 5000　　　; save compressed coordinates every 10.0 ps

　　　　　　　　　　　　　; nstxout-compressed replaces nstxtcout

compressed-x-grps　= System　　; replaces xtc-grps

; Bond parameters

continuation　　　= yes　　　; Restarting after NPT

constraint_algorithm　= lincs　　; holonomic constraints

constraints　　　　　= all-bonds　; all bonds (even heavy atom-H bonds) constrained

    lincs_iter   = 1   ; accuracy of LINCS

    lincs_order   = 4   ; also related to accuracy

    ; Neighborsearching

    cutoff-scheme   = Verlet

    ns_type   = grid   ; search neighboring grid cells

    nstlist   = 10   ; 20 fs, largely irrelevant with Verlet scheme

    rcoulomb   = 1.0   ; short-range electrostatic cutoff (in nm)

    rvdw   = 1.0   ; short-range van der Waals cutoff (in nm)

    ; Electrostatics

    coulombtype   = PME   ; Particle Mesh Ewald for long-range electrostatics

    pme_order   = 4   ; cubic interpolation

    fourierspacing = 0.16   ; grid spacing for FFT

    ; Temperature coupling is on

    tcoupl   = V-rescale   ; modified Berendsen thermostat

    tc-grps   = Protein Non-Protein   ; two coupling groups - more accurate

    tau_t   = 0.1   0.1   ; time constant, in ps

    ref_t   = 300   300   ; reference temperature, one for each group,

in K

    ; Pressure coupling is on

    pcoupl   = Parrinello-Rahman   ; Pressure coupling on in

NPT

    pcoupltype   = isotropic   ; uniform scaling of box

vectors

    tau_p   = 2.0   ; time constant, in ps

    ref_p   = 1.0   ; reference pressure, in bar

    compressibility   = 4.5e-5   ; isothermal compressibility of water,

bar^-1

    ; Periodic boundary conditions

    pbc   = xyz   ; 3-D PBC

    ; Dispersion correction

    DispCorr = EnerPres   ; account for cut-off vdW scheme

; Velocity generation

gen_vel   = no   ; Velocity generation is off

重点回顾

1. 产生拓扑文件

2. 定义盒子与溶剂

3. 添加抗衡离子

4. 能量最小化

5. 平衡

6. 分子动力学自由模拟

7. 分析

第三节　蛋白与小分子复合物的动力学模拟

本教程所使用 GROMACS 版本为 GROMACS 5.0，所模拟的蛋白为 T4 溶菌酶 L99A/M102Q。

1. 产生拓扑文件

首先我们需要下载该蛋白质结构文件。在本教程中，我们将使用 T4 溶菌酶 L99A/M102Q(PDB 编号：3HTB)，在 RCSB 网站（http://www.rcsb.org/）可以下载到 pdb 文本格式的蛋白晶体结构。下载到晶体后，你可以利用 PyMOL 或者 Chimera 等软件查看这个结构，结构中带有的结晶水，我们需要删掉。这时利用 Linux 的 vi 编辑器来进行这项内容，删除水分子所在行，即在 pdb 文件中残基 HOH 所有所在行，例如：

```
HETATM 1580  O    HOH A 359      10.068 -10.110 -14.439  1.00 14.02           O
HETATM 1581  O    HOH A 360      17.569 -17.071   9.136  1.00 12.88           O
```

在这个文件中，你会发现有多个小分子配体共结晶于晶体中，在本次模拟中，我们只关注 JZ4 这个配体小分子，因此删除掉其他小分子，PO4 与 BME 所有所在行，例如：

```
HETATM 1366  P   PO4 A 165      15.430 -26.507  12.040  0.70 13.01           P
HETATM 1367  O1  PO4 A 165      16.899 -26.359  11.761  0.70  8.42           O

HETATM 1386  C1  BME A 168      14.857 -23.292 -16.062  0.50 25.86           C
HETATM 1387  C2  BME A 168      13.406 -23.762 -15.870  0.50 26.27           C
```

删除掉无用信息后，保存退出。

这时候文件中就只有蛋白信息与小分子 JZ4 的信息了，但是这样是不能直接应用于分子动力学模拟的，因为 GROMACS 当中没有力场能够识别 JZ4 小分子为它生成拓扑文件，所以当你直接进行 pdb2gmx 模块时会出现错误。因此接下来我们要把小分子 JZ4 从蛋白中抽离出来，保存为.pdb 格式的文件。

在终端输入命令：

```
grep JZ4 3HTB.pdb > JZ4.pdb
```

得到 JZ4.pdb 文件，打开，信息如下：

```
REMARK 800 SITE_DESCRIPTION: BINDING SITE FOR RESIDUE JZ4 A 167
HET    JZ4  A 167        10
HETNAM     JZ4 2-PROPYLPHENOL
FORMUL   4  JZ4    C9 H12 O
HETATM 1376  C4  JZ4 A 167      24.294 -24.124  -0.071  1.00 16.39           C
HETATM 1377  C7  JZ4 A 167      21.553 -27.214  -4.112  1.00 16.92           C
HETATM 1378  C8  JZ4 A 167      22.068 -26.747  -5.331  1.00 14.84           C
HETATM 1379  C9  JZ4 A 167      22.671 -25.512  -5.448  1.00 15.93           C
HETATM 1380  C10 JZ4 A 167      22.769 -24.730  -4.295  1.00 15.43           C
HETATM 1381  C11 JZ4 A 167      21.693 -26.459  -2.954  1.00 16.72           C
HETATM 1382  C12 JZ4 A 167      22.294 -25.187  -3.075  1.00 14.13           C
HETATM 1383  C13 JZ4 A 167      22.463 -24.414  -1.808  1.00 15.94           C
HETATM 1384  C14 JZ4 A 167      23.925 -24.704  -1.394  1.00 15.28           C
HETATM 1385  OAB JZ4 A 167      23.412 -23.536  -4.342  1.00 13.88           O
```

然后将 3HTB.pdb 中 JZ4 所有所在行删除，保存文件。

现在，我们需要模拟的蛋白文件 3HTB.pdb 和小分子文件 JZ4.pdb 已经准备好了，拓扑文件的生成分为两步。

（1）利用模块 pdb2gmx 生成蛋白质拓扑文件。

（2）利用外部工具生成小分子 JZ4 的拓扑文件。

首先进行第一步，在终端里输入以下命令来执行 pdb2gmx（注意空格）：

```
gmx pdb2gmx -f 3HTB.pdb -o 3HTB_processed.gro -water spc
```

-f: 指定你的坐标文件，可以是 pdb、gro、tpr 等等包含有分子坐标的文件；

-o: 输出文件，也就是处理过的分子坐标文件，同样可以是 pdb、gro、g96 等文件类型；

-water: 指定使用的水模型。

此时，pdb2gmx 来处理蛋白，终端显示选择力场，如下：

```
Select the Force Field:
From '/home/programs/gromacs500cpu/share/gromacs/top':
 1: AMBER03 protein, nucleic AMBER94 (Duan et al., J. Comp. Chem. 24, 1999-2012, 2003)
 2: AMBER94 force field (Cornell et al., JACS 117, 5179-5197, 1995)
 3: AMBER96 protein, nucleic AMBER94 (Kollman et al., Acc. Chem. Res. 29, 461-469, 1996)
 4: AMBER99 protein, nucleic AMBER94 (Wang et al., J. Comp. Chem. 21, 1049-1074, 2000)
 5: AMBER99SB protein, nucleic AMBER94 (Hornak et al., Proteins 65, 712-725, 2006)
 6: AMBER99SB-ILDN protein, nucleic AMBER94 (Lindorff-Larsen et al., Proteins 78, 1950-58, 2010)
 7: AMBERGS force field (Garcia & Sanbonmatsu, PNAS 99, 2782-2787, 2002)
 8: CHARMM27 all-atom force field (CHARM22 plus CMAP for proteins)
 9: GROMOS96 43a1 force field
10: GROMOS96 43a2 force field (improved alkane dihedrals)
11: GROMOS96 45a3 force field (Schuler JCC 2001 22 1205)
12: GROMOS96 53a5 force field (JCC 2004 vol 25 pag 1656)
13: GROMOS96 53a6 force field (JCC 2004 vol 25 pag 1656)
14: GROMOS96 54a7 force field (Eur. Biophys. J. (2011), 40,, 843-856, DOI: 10.1007/s00249-011-0700-9)
15: OPLS-AA/L all-atom force field (2001 aminoacid dihedrals)
```

力场的选择非常重要，因为关于力场的信息都会写入拓扑文件，之后的模拟都在此力场下进行。因此，你需要尽可能多了解每一个力场的信息（可以在 GROMACS 手册中得到），并决定哪个力场适合你的模拟。在本教程中，我们将使用 GROMOS96 43A1 force field 力场，所以在终端输入 9，然后 Enter 即可。

现在，我们需要处理小分子配体了。力场不能自动识别小分子，这对我们来说是一种挑战。因此对于小分子配体合适的处理格外重要。对于不同的立场，小分子拓扑文件的准备有所不同。对于部分小分子的准备，可以参考下面这个表格[1]：

AMBER	Antechamber	Applies the GAFF force field to the molecule
	ACPYPE	A Python interface to Antechamber, writes GROMACS topologies
CHARMM	CGenFF	A generalized force field for CHARMM
GROMOS87/GROMOS96	PRODRG 2.5	An automated server for topology generation
	ATB	A newer server for topology generation
OPLS-AA	Topolbuild	Converts a Tripos .mol2 file into a topology
	TopolGen	A Perl script to convert an all-atom .pdb file to a topology

对于教程中使用的立场 GROMOS96 43a1 force field 来说，我们可以用 PRODRG 网络服务器（http://davapc1.bioch.dundee.ac.uk/cgi-bin/prodrg）来生成小

---

[1] 网页 http://www.bevanlab.biochem.vt.edu/Pages/Personal/justin/gmx-tutorials/complex/02_topology.html

分子的拓扑文件。在 PRODRG 网站上传小分子就可以直接生成所需的拓扑文件。操作中有以下几点需要注意。

（1）Chirality (yes/no)：yes 意为保持你所载入分子的手性；no 意为重构手性。在这个例子中，我们选择默认。

（2）Charges (full/reduced)：full charges 适用于凝聚相系统（43a1 force field）；reduced 适用于真空模拟（43b1 force field）。这里我们选择 full charges。

（3）EM(yes/no)：yes 意为做能量优化；no 意为不做优化。这个例子中，我们想要分子保持原来的构象，因此选择 no。

运行结束后，我们需要其中的两个文件。将 The GROMOS87/ GROMACS coordinate file(polar/aromatic hydroges) 保存为 jz4.gro，将 The GROMACS topology 保存为 JZ4.itp.

我们看一下 JZ4 的拓扑文件 JZ4.itp，其中 atoms 部分如下：

```
[ atoms ]
;   nr     type   resnr resid   atom   cgnr    charge     mass
    1      CH3      1    JZ4      C4      1     0.000   15.0350
    2      CH2      1    JZ4     C14      2     0.059   14.0270
    3      CH2      1    JZ4     C13      2     0.060   14.0270
    4        C      1    JZ4     C12      2    -0.041   12.0110
    5      CR1      1    JZ4     C11      2    -0.026   12.0110
    6       HC      1    JZ4     H11      2     0.006    1.0080
    7      CR1      1    JZ4      C7      2    -0.026   12.0110
    8       HC      1    JZ4      H7      2     0.006    1.0080
    9      CR1      1    JZ4      C8      2    -0.026   12.0110
   10       HC      1    JZ4      H8      2     0.007    1.0080
   11      CR1      1    JZ4      C9      2    -0.026   12.0110
   12       HC      1    JZ4      H9      2     0.007    1.0080
   13        C      1    JZ4     C10      3     0.137   12.0110
   14       OA      1    JZ4     OAB      3    -0.172   15.9994
   15        H      1    JZ4     HAB      3     0.035    1.0080
```

这个拓扑文件中有一些错误我们需要修改：

（1）电荷组即 cgnr2 几乎覆盖了整个芳香环，也就是几乎整个分子。

（2）相同组 C-H 的电荷不一致，有些 H 是+0.006e，有些是+0.007e。

因此我们需要重构这个 itp 文件。关于 PRODRG 生成文件的分析，请阅读文献 Practical Considerations for Building GROMOS-Compatible Small-Molecule Topologies。

重构文件如下，按下列内容修改 JZ4.itp:

```
[ atoms ]
;   nr      type   resnr  resid   atom   cgnr    charge      mass
    1       CH3      1     JZ4     C4      1       0.000    15.0350
    2       CH2      1     JZ4     C14     2       0.059    14.0270
    3       CH2      1     JZ4     C13     2       0.060    14.0270
    4        C       1     JZ4     C12     2      -0.041    12.0110
    5       CR1      1     JZ4     C11     3      -0.026    12.0110
    6       HC       1     JZ4     H11     3       0.006     1.0080
    7       CR1      1     JZ4     C7      4      -0.026    12.0110
    8       HC       1     JZ4     H7      4       0.006     1.0080
    9       CR1      1     JZ4     C8      5      -0.026    12.0110
   10       HC       1     JZ4     H8      5       0.007     1.0080
   11       CR1      1     JZ4     C9      6      -0.026    12.0110
   12       HC       1     JZ4     H9      6       0.007     1.0080
   13        C       1     JZ4     C10     7       0.137    12.0110
   14       OA       1     JZ4     OAB     7      -0.172    15.9994
   15        H       1     JZ4     HAB     7       0.035     1.0080
```

创建复合物拓扑文件，即合并小分子与蛋白质的 gro 文件，复制蛋白质的 3HTB_processed.gro 文件，在最后部分添加小分子 jz4.gro 的内容，如下，并保存为 conf.gro：

```
163ASN      C 1691   0.621  -0.740  -0.126
163ASN     O1 1692   0.624  -0.616  -0.140
163ASN     O2 1693   0.683  -0.703  -0.011
164JZ4 C4       1    2.429  -2.412  -0.007
164JZ4 C14      2    2.392  -2.470  -0.139
164JZ4 C13      3    2.246  -2.441  -0.181
164JZ4 C12      4    2.229  -2.519  -0.308
164JZ4 C11      5    2.169  -2.646  -0.295
164JZ4 H11      6    2.135  -2.683  -0.199
164JZ4 C7       7    2.155  -2.721  -0.411
164JZ4 H7       8    2.104  -2.817  -0.407
164JZ4 C8       9    2.207  -2.675  -0.533
164JZ4 H8      10    2.199  -2.738  -0.621
164JZ4 C9      11    2.267  -2.551  -0.545
164JZ4 H9      12    2.306  -2.516  -0.640
164JZ4 C10     13    2.277  -2.473  -0.430
164JZ4 OAB     14    2.341  -2.354  -0.434
164JZ4 HAB     15    2.369  -2.334  -0.528
```

然后将编号 1JZ4 修改为 164JZ4，并修改该文件即第一行的所有原子数目，因为小分子配体添加了 15 个原子。

拓扑文件也需重构，打开蛋白质的 topol.top 文件，在最后部分可见如下内容：

```
; Include Position restraint file
#ifdef POSRES
#include "posre.itp"
#endif

; Include water topology
#include "gromos43a1.ff/spc.itp"

#ifdef POSRES_WATER
; Position restraint for each water oxygen
[ position_restraints ]
;  i funct        fcx         fcy        fcz
   1    1        1000        1000       1000
#endif

; Include topology for ions
#include "gromos43a1.ff/ions.itp"

[ system ]
; Name
LYSOZYME

[ molecules ]
; Compound          #mols
Protein_chain_A       1
```

这时需在; Include water topology 行前添加两行：

; Include ligand topology

#include "JZ4.itp"

同时在[molecules]下增加 JZ4 信息：

; Compound#mols

Protein_chain_A1

JZ4   1

修改后，内容如下：

```
; Include Position restraint file
#ifdef POSRES
#include "posre.itp"
#endif

; Include ligand topology
#include "JZ4.itp"

; Include water topology
#include "gromos43a1.ff/spc.itp"
```

```
#ifdef POSRES_WATER
; Position restraint for each water oxygen
[ position_restraints ]
;  i funct        fcx        fcy        fcz
   1   1         1000       1000       1000
#endif

; Include topology for ions
#include "gromos43a1.ff/ions.itp"

[ system ]
; Name
LYSOZYME

[ molecules ]
; Compound        #mols
Protein_chain_A    1
JZ4                1
```

现在，文件夹中应当包含的文件有：3HTB.pdb；3HTB_processed.gro；jz4.gro；conf.gro；JZ4.itp；JZ4.pdb；posre.itp 与 topol.top.

2. 定义盒子与溶剂

在本教程中，我们模拟一个简单的水系统。你也可以在适当的情况下模拟其他的溶剂系统。定义盒子与添加溶剂一共需要两步：

利用 editconf 模块定义盒子的大小；

利用 solvate 模块（旧版本中是 genbox）将水填满整个盒子。

用 edifconf 模块定义盒子需要输入以下命令：

```
gmx editconf -f conf.gro -o newbox.gro -bt dodecahedron -d 1.0
```

这个命令可以建立一个简单的十二面体盒子。

-c: 将蛋白质置于盒子的中心（这里我们不用）；

-d: 指定盒子的尺寸，即盒子边缘距离分子边缘 1nm（10Å）。理论上在绝大多数系统中，-d 都不能小于 0.85nm。

-bt: 指定盒子的形状类型，四面体、八面体、十二面体等等。

用 solvate 模块给盒子中加满水：

```
gmx solvate -cp newbox.gro -cs spc216.gro -p topol.top -o solv.gro
```

-cp: 指定结构文件（即上步生成的包含盒子和蛋白的坐标文件）；

-cs: 指定溶剂类型（由于第一步选择了水分子模型为 SPCE，所以这里指定为 spc216）；

-o: 输出结构文件（包含了蛋白、盒子、水分子信息的文件）；

-p: 生成新的 top 文件（因为增加了水分子，所以 top 文件重新生成）。

打开新生成的拓扑文件，你会发现最后一行有溶剂信息：

```
[ molecules ]
; Compound        #mols
Protein_chain_A      1
JZ4                  1
SOL              10448
```

3. 添加抗衡离子

现在我们的溶剂体系包含了一个带电荷的蛋白，为了保持体系稳定使其处于中性电荷状态，我们需加入相反电荷达到目的。用于添加抗衡离子的模块是 genion，它所做的就是通过拓扑文件读入并用离子替换掉部分水分子。读入的文件后缀为.tpr，这个文件是模块 grompp 产生的。为了产生.tpr 文件，grompp 需要读入一个额外的参数文件，即.mdp 文件，它会指定.tpr 文件中模拟涉及到的全部参数。

生成.tpr 文件的命令：

```
gmx grompp -f em.mdp -c solv.gro -p topol.top -o ions.tpr
```

-f: 指定输入的分子动力学参数文件（mdp 文件）；

-c: 指定输入的结构文件（上一步骤产生的 gro 文件）；

-p: 指定输入的拓扑文件；

-o: 指定输出文件名。

em.mdp 文件内容见注释。（注释中提供的.mdp 文件，仅适合于 GROMAOS96 力场使用。）

终端会有提示：

```
NOTE 2 [file topol.top, line 10674]:
  System has non-zero total charge: 6.000001
  Total charge should normally be an integer. See
  http://www.gromacs.org/Documentation/Floating_Point_Arithmetic
  for discussion on how close it should be to an integer.
```

意为体系有 6 个正电荷，所以我们需要添加 6 个负电荷使体系保持零电荷。

添加电荷的命令：

```
gmx genion -s ions.tpr -o solv_ions.gro -p topol.top -nname CL -nn 6
```

-s: 指定系统 tpr 文件；

-p: 指定系统拓扑文件，在往系统中添加金属离子时，genion 会往拓扑文件最后的分子类型中写入添加的离子数，并修改拓扑文件中系统原子数；

-o: 指定输出文件，genion 的输出是 pdb 文件或者 gro 等结构文件；

-np/-nn: 带正/负电金属离子数目；

-pname/-nname: 指定正负金属离子的名字，比如"Na$^+$"或"者"Cl$^-$"。

运行这个命令后，终端提示提供一个连续的溶剂组，应该选组 15（SOL）。输入 15，回车。终端提示有 6 个溶剂分子被氯离子代替。现在生成了新的 top 文件，力场在最后减掉 6 分子 SOL，加入 6 分子 CL 现在打开拓扑文件，你可以在最后看到：

```
[ molecules ]
; Compound          #mols
Protein_chain_A       1
JZ4                   1
SOL         10442
CL             6
```

4. 能量最小化

在我们开始动力学模拟之前，我们必须确保体系中的原子没有冲撞，那么通过能量最小化我们才能够得到这样的结构。能量最小化的过程与添加抗衡离子的过程相似，即先生成.tpr 文件，然后才运行能量最小化的过程。

首先输入以下命令：

```
gmx grompp -f em_real.mdp -c solv_ions.gro -p topol.top -o em.tpr
```

em_real.mdp 文件内容见注释。

在这个文件中，我们设置参数 energygrps = Protein JZ4. 它就可能会检查你的蛋白质和配体之间的非键合相互作用，避免出错。

在进行这一步之前，确保你已经更新了 topol.top 这个文件，否则你可能会遇到错误，比如说"number of coordinates in coordinate file does not match topology"等。

准备好能量最小化的输入文件后，输入以下命令：

```
gmx mdrun -v -deffnm em
```

很快，能量最小化进行完毕，终端输出以下信息：

```
Steepest Descents converged to Fmax < 1000 in 384 steps
Potential Energy  = -5.1836881e+05
Maximum force     =  9.7477649e+02 on atom 1269
Norm of force     =  3.2923325e+01
```

现在我们的体系已经处于最低能量下了（可以参考纯蛋白模拟教程来查看能量变化曲线），我们可以开始真正的模拟了！

5. 平衡

要开始真正的动力学，我们必须平衡蛋白质周围的溶剂和离子。在对蛋白-小分子复合物的平衡时，需要考虑以下两个特殊的方面：

（1）小分子配体位置限制。

（2）温度耦合组的处理。

① 配体位置限制

在我们这个例子中，需要对小分子进行位置限制。PRODRG 不能给小分子产生一个类似于 posre.itp 的位置文件，所以需要自己来构建。

```
gmx genrestr -f jz4.gro -o posre_jz4.itp -fc 1000 1000 1000
```

这时候我们需要把 posre_jz4.itp 包含到 topol.top 文件中。

打开文件，在文件最后部分可见如下内容：

```
; Include Position restraint file
#ifdef POSRES
#include "posre.itp"
#endif

; Include ligand topology
#include "JZ4.itp"

; Include water topology
#include "gromos43a1.ff/spc.itp"
```

这时需在"; Include water topology"行前添加四行：

; Ligand position restraints

#ifdef POSRES_LIG

#include "posre_jz4.itp"

#endif

修改后，内容如下：

```
; Include Position restraint file
#ifdef POSRES
#include "posre.itp"
#endif

; Include ligand topology
#include "JZ4.itp"

; Ligand position restraints
#ifdef POSRES_LIG
#include "posre_jz4.itp"
#endif

; Include water topology
#include "gromos43a1.ff/spc.itp"
```

② 温度耦合组设置

进行温度耦合的组需要在.mdp 文件中设置 tc_grps = Protein Non-Protein，但是这里不包含小分子，所以需要通过分组来实现。

输入命令：

```
gmx make_ndx -f em.gro -o index.ndx
```

终端提示选择组别，

```
 0 System           : 33040 atoms
 1 Protein          :  1693 atoms
 2 Protein-H        :  1301 atoms
 3 C-alpha          :   163 atoms
 4 Backbone         :   489 atoms
 5 MainChain        :   653 atoms
 6 MainChain+Cb     :   805 atoms
 7 MainChain+H      :   815 atoms
 8 SideChain        :   878 atoms
 9 SideChain-H      :   648 atoms
10 Prot-Masses      :  1693 atoms
11 non-Protein      : 31347 atoms
12 Other            :    15 atoms
13 JZ4              :    15 atoms
14 CL               :     6 atoms
15 Water            : 31326 atoms
16 SOL              : 31326 atoms
17 non-Water        :  1714 atoms
18 Ion              :     6 atoms
19 JZ4              :    15 atoms
20 CL               :     6 atoms
21 Water_and_ions   : 31332 atoms
```

我们将蛋白与小分子配体分为一组，因此选择 1 和 13 组，

```
>1|13
```

```
>q
```

输入 1|13 后终端提示得到新的分组，蛋白和小分子配体在一起。

```
> 1|13

Copied index group 1 'Protein'
Copied index group 13 'JZ4'
Merged two groups with OR: 1693 15 -> 1708

 22 Protein_JZ4         :  1708 atoms
```

输入 q 意为结束退出。

我们现在可以设置温度耦合组 tc_grps = Protein_JZ4 Water_and_ions 来实现 "Protein Non-Protein" 这样的效果。

接下来进行两步平衡，首先是**等温等容**，即 NVT, 设置参数在 nvt.mdp 文件中，见注释。

输入以下两条命令来执行：

```
gmx grompp -f nvt.mdp -c em.gro -p topol.top -n index.ndx -o nvt.tpr
```

```
gmx mdrun -deffnm nvt -v
```

运行结束后，温度稳定，接下来我们来进行平衡的第二部分，稳定系统的压力。这一阶段叫做 NPT, 通常也叫做**等温等压**。这一步用到的 npt.mdp 文件见注释。

输入以下命令：

```
gmx grompp -f npt.mdp -c nvt.gro -t nvt.cpt -p topol.top -n index.ndx
-o npt.tpr
```

```
gmx mdrun -deffnm npt -v
```

-t: 指定 checkpoint 文件，即检查文件，这个文件中包含了之前体系状态的改变。

现在，平衡已经进行完毕。

6. 分子动力学自由模拟

平衡结束后，体系现在处于适当的温度和压力，应当取消限制条件无束缚得进行自由模拟。在本教程中，我们将进行一个 1ns 时长的模拟，md.mdp 文件见注释。

输入以下命令：

```
gmx grompp -f md.mdp -c npt.gro -t npt.cpt -p topol.top -n index.ndx
-o md_0_1.tpr
```

```
gmx mdrun -deffnm md_0_1 -v
```

自由模拟时 mdrun 这一步一般要进行的比较久，最好能在集群或者多核服务器上平行运行，使用多核时输入以下命令：

```
gmx mdrun -nt X -deffnm md_0_1
```

其中 X 指代的是用于模拟的核数。在默认情况下，mdrun 运行时将使用所有可用内核，如果你不想使用所有可用的核，你只需要明确设置 X 的值。

运行结束后，模拟就结束了。

7. 分析

得到结果后，最重要的是分析。在 GROMACS 中，用来分析的模块很多，你需要阅读手册来得到这些信息。对于一个配体来说，分析与蛋白之间的氢键也许是必要的，这时你可以使用 gmx hbond 这个命令来进行，你也可以分析它们的静电相互作用，疏水相互作用等等。具体可以查看 GROMACS 的手册来进行。

接下来我们只对一些常用的分析工具进行介绍。

（1）分组（make_ndx）

模块 make_ndx 用来生成组（你想分析的某些特定原子或残基的 ID 标签）。Gromacs 缺省已经定义了一些组，普通分析可能够用了。但如果你想深入分析，则要用 make_ndx 模块标注模型中的特定项。为了固定某些特定组，或获得一些能量信息，可以用 make_ndx 指定这些组。

（2）特性研究

gmx confrms：要比较最后结构和初始 PDB 文件的差异，用 gmx confrms (用 gmx confrms –h 查看详细信息)。此模块计算两个结构的最小二乘拟合。你将被提示选择一个组（两次都选同一组）。模块将报告 RMSD 值，并产生一个输出文件（fit.pdb）。输出文件中包含两个位置重叠的结构。

gmx energy：可以输出能量数据用于作图，如压力、体积、密度等。

gmx gyrate：用 gmx gyrate 测量回旋半径。这个指标用于度量结构的紧密度。此模块可计算某（些）原子质量与分子重心的关系。

gmx rms 与 gmx rmsdist：这两个模块用于计算结构的 RMSD 值。用 gmx rms 计算动态模拟过程中的结构与初始结构的结构偏差。（-dt10 选项告诉模块每 10 帧计算一次）另外，计算 RMSD 时建议用 C-alpha 原子，用整个蛋白会导致数字变大，C-alpha 原子的 RMSD 一般小于 0.5nm 属于较稳定，小于 0.3nm 属于很稳定。

gmx rmsf：计算原子位置的根均方波动（rmsf）。

gmx hbond：模块 gmx hbond 用于计算模拟过程中分子间或组间的氢键的数目，距离或角度。

其他：如何重新进行损坏的计算。

tpbconv -s prev.tpr -f prev.trr -e prev.edr -o restart.tpr

mdrun -s restart.tpr -deffnm myrestart

(-deffnm 将 mdrun 中的所有文件名设成默认名字。)

如何延长一个计算：

tpbconv -f traj.trr -s topol.tpr -e ener.edr -o tpxout.tpr -time $VALUE -until $VALUE

其中$VALUE 值的单位为 ps，例如你要将 2ns 模拟延长到 5ns，则$VALUE = 5000

8. 结束语

现在，你已经可以进行简单的模拟了，你还可以在 GROMACS 官网与手册中学习到更加深入的知识，祝你模拟愉快！

【注释】

以下为本教程中用到的.mdp 文件，我们对其中重要的内容作了中文解释。

1. em.mdp

; LINES STARTING WITH ';' ARE COMMENTS

title   = Minimization   ; Title of run

; Parameters describing what to do, when to stop and what to save integrator = steep   ; Algorithm (steep = steepest descent minimization)

emtol   = 1000.0   ; Stop minimization when the maximum force < 10.0 kJ/mol

emstep   = 0.01   ; Energy step size

nsteps   = 50000   ; Maximum number of (minimization) steps to perform

energygrps   = system ; Which energy group(s) to write to disk

; Parameters describing how to find the neighbors of each atom and how to calculate the interactions

nstlist   = 1   ; Frequency to update the neighbor list and long range forces

cutoff-scheme   = Verlet

ns_type   = grid   ; Method to determine neighbor list (simple, grid)

rlist   = 1.0   ; Cut-off for making neighbor list (short range forces)

coulombtype   = PME   ; Treatment of long range electrostatic interactions

rcoulomb   = 1.0   ; long range electrostatic cut-off

rvdw   = 1.0   ; long range Van der Waals cut-off

pbc   = xyz   ; Periodic Boundary Conditions

em.mdp 文件的重要概念：

title: 标题随便取（最长 64 个字，简单点好）

integrator=steep: 告诉 gompp 运行最陡下降法进行能量最小化。用 cg 进行共轭梯度法。

emtol: 最大的力如果小于此值则能量最小化收敛（结束）（单位是 $kJmol^{-1}nm^{-1}$）

emstep: 初始步长（nm）

nsteps: 在能量最小化中，指定最大反应步数。

energygrps= system: 保存整个 system 的能量。

nstlist: 更新邻居列表的频率。nstlist = 10 表示每 10 步更新一次。

ns_type: 定义更新邻居的方法。

rlist: 短程邻居列表的阈值。

coulombtype: 告诉 GROMACS 如何计算静电。PME 为 particlemeshewald 法（参见 Gromacs 用户手册）

rcoulomb: 指定库仑力阈值

rvdw: 指定 LJ 或 Buckingham 势能距离阈值

pbc 指周期性边界。pbc=xyz 指在 xyz 三个方向上都设置周期性边界。

2. em_real.mdp

; LINES STARTING WITH ';' ARE COMMENTS

title   = Minimization   ; Title of run

; Parameters describing what to do, when to stop and what to save

integrator   = steep   ; Algorithm (steep = steepest descent minimization)

emtol   = 1000.0   ; Stop minimization when the maximum force < 10.0 kJ/mol

emstep   = 0.01   ; Energy step size

nsteps   = 50000   ; Maximum number of (minimization) steps to perform

energygrps   = Protein JZ4   ; Which energy group(s) to write to disk

; Parameters describing how to find the neighbors of each atom and how to calculate the interactions

nstlist   = 1   ; Frequency to update the neighbor list and long range forces

cutoff-scheme   = Verlet

ns_type   = grid   ; Method to determine neighbor list (simple, grid)

rlist   = 1.0   ; Cut-off for making neighbor list (short range forces)

coulombtype   = PME   ; Treatment of long range electrostatic interactions

rcoulomb   = 1.0   ; long range electrostatic cut-off rvdw   = 1.0   ; long range Van der Waals cut-off

pbc   = xyz   ; Periodic Boundary Conditions

3. nvt.mdp

title   = Protein-ligand complex NVT equilibration

define   = -DPOSRES   ; position restrain the protein and ligand

; Run parameters

integrator   = md   ; leap-frog integrator

nsteps   = 50000   ; 2 * 50000 = 100 ps

dt   = 0.002   ; 2 fs

; Output control

nstxout   = 500   ; save coordinates every 1.0 ps

nstvout   = 500   ; save velocities every 1.0 ps

nstenergy   = 500   ; save energies every 1.0 ps

nstlog   = 500   ; update log file every 1.0 ps

energygrps = Protein JZ4

; Bond parameters

continuation   = no   ; first dynamics run

constraint_algorithm = lincs   ; holonomic constraints

constraints   = all-bonds   ; all bonds (even heavy atom-H bonds) constrained

lincs_iter   = 1   ; accuracy of LINCS

lincs_order   = 4   ; also related to accuracy

; Neighborsearching

cutoff-scheme   = Verlet

ns_type   = grid   ; search neighboring grid cells

nstlist   = 10   ; 20 fs, largely irrelevant with Verlet

rcoulomb   = 1.4   ; short-range electrostatic cutoff (in nm)

rvdw   = 1.4   ; short-range van der Waals cutoff (in nm)

; Electrostatics

coulombtype   = PME   ; Particle Mesh Ewald for long-range electrostatics

```
pme_order          = 4                ; cubic interpolation
fourierspacing  = 0.16          ; grid spacing for FFT
; Temperature coupling
tcoupl          = V-rescale                              ; modified  Berendsen
thermostat
tc-grps        = Protein_JZ4 Water_and_ions      ; two coupling groups - more
accurate
tau_t          = 0.1     0.1                           ; time constant, in ps
ref_t          = 300     300                                ; reference temperature, one
for each group, in K
; Pressure coupling
pcoupl          = no            ; no pressure coupling in NVT
; Periodic boundary conditions
pbc              = xyz            ; 3-D PBC
; Dispersion correction
DispCorr        = EnerPres    ; account for cut-off vdW scheme
; Velocity generation
gen_vel          = yes          ; assign velocities from Maxwell distribution
gen_temp        = 300            ; temperature for Maxwell distribution
gen_seed        = -1            ; generate a random seed
```

nvt.mdp 文件中的重要概念：

define: 声明中的–DPOSRE 告诉 GROMACS 运行位置限制动力学模拟。

integrator: 告诉 GROMACS 使用何种算法；

dt: 每步的时间，此处数字单位是 ps。

nstxout: GROMACS 轨迹文件收集模拟快照（坐标）的频率（如 nstxout = 250，dt = 0.002，就是每 0.5ps 收集一张快照）。

rcoulomb 和 rvdw 是计算静电和范德华作用的阈值（单位 nm，1.0nm=10.0Å）

; Electrostatics

coulombtype: 选择 GROMACS 计算原子静电相互作用方法（PME 代表 particlemeshewald；另外还可以用 cut-off）。

Tcoupl = v-rescale: 用随机条件重新调解速度的温度耦合类型。tc_grps =与调温器耦合的组（模型中的每个原子或残基都用一定的索引组表示）。

tau_t: 温度耦合的时间常数（单位 ps）。必须每个 tc_grps 指定一个，且顺序对应。

ref_t: 代表耦合的参照温度（即动力学模拟的温度，单位 K）。每个 tc_grp 对应一个 ref_t.

4. npt.mdp

```
title               = Protein-ligand complex NPT equilibration
define              = -DPOSRES    ; position restrain the protein and ligand
; Run parameters
integrator   = md             ; leap-frog integrator
nsteps          = 50000       ; 2 * 50000 = 100 ps
dt               = 0.002        ; 2 fs
; Output control
nstxout        = 500          ; save coordinates every 1.0 ps
nstvout        = 500          ; save velocities every 1.0 ps
nstenergy     = 500          ; save energies every 1.0 ps
nstlog          = 500          ; update log file every 1.0 ps
energygrps     = Protein JZ4
; Bond parameters
continuation     = yes              ; first dynamics run
constraint_algorithm = lincs      ; holonomic constraints
constraints      = all-bonds      ; all bonds (even heavy atom-H bonds) constrained
lincs_iter       = 1              ; accuracy of LINCS
lincs_order      = 4              ; also related to accuracy
; Neighborsearching
cutoff-scheme    = Verlet
ns_type          = grid          ; search neighboring grid cells
nstlist          = 10            ; 20 fs, largely irrelevant with Verlet
rcoulomb         = 1.4            ; short-range electrostatic cutoff (in nm)
rvdw             = 1.4            ; short-range van der Waals cutoff (in nm)
```

; Electrostatics

coulombtype　　　　= PME　　　　　　; Particle Mesh Ewald for long-range electrostatics

pme_order　　　= 4　　　　; cubic interpolation

fourierspacing　= 0.16　　　; grid spacing for FFT

; Temperature coupling

tcoupl　　　　= V-rescale　　　　　　　　; modified Berendsen thermostat

tc-grps　　= Protein_JZ4 Water_and_ions　; two coupling groups - more accurate

tau_t　　　= 0.1　0.1　　　　　　; time constant, in ps

ref_t　　　= 300　300　　　　　; reference temperature, one for each group, in K

; Pressure coupling

pcoupl　　　= Parrinello-Rahman　　　　; pressure coupling is on for NPT

pcoupltype　= isotropic　　　　　; uniform scaling of box vectors

tau_p　　　= 2.0　　　　　; time constant, in ps

ref_p　　　= 1.0　　　　　; reference pressure, in bar

compressibility = $4.5e^{-5}$　　　　; isothermal compressibility of water, bar^-1

refcoord_scaling　　= com

; Periodic boundary conditions

pbc　　　= xyz　　　; 3-D PBC

; Dispersion correction

DispCorr　　= EnerPres　; account for cut-off vdW scheme

; Velocity generation

gen_vel　　= no　　　; velocity generation off after NVT

npt.mdp 文件的重要概念：

pcoupl: Parrinello-Rahman 恒压器。

pcoupltype–isotropic: 指"box"可以平均地向各个方向（x, y,z）膨胀或压缩，来维持一定的压力。注意：进行膜模拟时用 semiisotropic。

tau_p: 压力耦合的时间常数（单位 ps）。

compressibility: 溶剂在每 bar 的可压缩性（上面的设置是水在 300K 和 1 大气压下的可压缩性）。

ref_p: 压力耦合的参照压力（单位 bar，1 大气压~ 0.983bar）。

5. md.mdp

```
title           = Protein-ligand complex MD simulation
; Run parameters
integrator   = md              ; leap-frog integrator
nsteps         = 500000        ; 2 * 500000 = 1000 ps (1 ns)
dt               = 0.002        ; 2 fs
; Output control
nstxout                    = 0              ; suppress .trr output
nstvout                    = 0              ; suppress .trr output
nstenergy               = 5000          ; save energies every 10.0 ps
nstlog                      = 5000          ; update log file every 10.0 ps
nstxout-compressed = 5000          ; write .xtc trajectory every 10.0 ps
compressed-x-grps      = System
energygrps                 = Protein JZ4
; Bond parameters
continuation       = yes                ; first dynamics run
constraint_algorithm = lincs      ; holonomic constraints
constraints         = all-bonds       ; all bonds (even heavy atom-H bonds)
constrained
lincs_iter           = 1              ; accuracy of LINCS
lincs_order         = 4              ; also related to accuracy
; Neighborsearching
cutoff-scheme     = Verlet
ns_type            = grid             ; search neighboring grid cells
```

```
    nstlist          = 10              ; 20 fs, largely irrelevant with Verlet
    rcoulomb         = 1.4             ; short-range electrostatic cutoff (in nm)
    rvdw             = 1.4             ; short-range van der Waals cutoff (in nm)
    ; Electrostatics
    coulombtype      = PME             ; Particle Mesh Ewald for long-range
electrostatics
    pme_order        = 4              ; cubic interpolation
    fourierspacing   = 0.16           ; grid spacing for FFT
    ; Temperature coupling
    tcoupl           = V-rescale                          ; modified Berendsen
thermostat
    tc-grps          = Protein_JZ4 Water_and_ions   ; two coupling groups - more
accurate
    tau_t            = 0.1    0.1                         ; time constant, in ps
    ref_t            = 300    300                         ; reference temperature, one
for each group, in K
    ; Pressure coupling
    pcoupl           = Parrinello-Rahman                 ; pressure coupling is on for
NPT
    pcoupltype       = isotropic                         ; uniform scaling of box vectors
    tau_p            = 2.0                               ; time constant, in ps
    ref_p            = 1.0                               ; reference pressure, in bar
    compressibility = 4.5e-5                             ; isothermal compressibility of
water, bar^-1
    ; Periodic boundary conditions
    pbc              = xyz            ; 3-D PBC
    ; Dispersion correction
    DispCorr         = EnerPres       ; account for cut-off vdW scheme
    ; Velocity generation
    gen_vel          = no             ; assign velocities from Maxwell distribution
```

重点回顾

1. 产生拓扑文件

2. 定义盒子与溶剂

3. 添加抗衡离子

4. 能量最小化

5. 平衡

6. 分子动力学自由模拟

7. 分析

第四节 核酸分子动力学模拟

一、Amber 软件简介

Amber 全称 Assisted Model Building with Energy Refinemegnt，是由 University of California, San Francisco 的 Kollman 教授课题组开发的一套分子力学和分子动力学模拟软件，包括大约 60 个程序，如 sander、xleap、antechamber、ptraj、mm_pbsa 和 nmode 等。Amber 可以用于生物大分子体系的分子力学计算和分子动力学模拟，也可以采用 MM_PBSA 和 MM_GBSA 方法研究受体和配体之间的结合自由能，还可进行量子力学和分子力学结合（QM/MM）计算。由两个工具组成：Amber 和 AmberTools，最新版本 Amber14 和 AmberTools14。Amber 的优点是计算精度高；自定义新分子和新模型比较方便。缺点是计算效率低，速度慢。

1. 主要功能

sander：常规分子动力学模拟（NVT、NPT 等）的主程序。

pmemd：该程序在 sander 基础上进行重大改进，对周期性边界条件计算，GB

模拟计算做了优化，优点是比 sander 更快速。计算速度要比 Sander 快，而且更适用于并行。

nmode：使用一阶和二阶导数信息进行简正模式分析的程序，用于寻找局域最小值，进行振动分析，寻找过渡态。

QM/MM：量子化学/分子力学计算方法。

mm_pbsa：用于对动力学模拟后的轨迹文件进行后处理的程序，包括分析系统的热力学，各个氨基酸残基的能量和预测不同构象之间的自由能的差别。

mdgx：隐性溶剂分子动力学模拟。

Leap：xleap 和 tleap, xleap 有图形化界面。用于分子坐标、参数和拓扑文件的创建。

ptraj：用来分析 MD 轨迹，如：相关结构的均方根偏差，与时间相关的各种结果等。

antechamber：创建小分子力场参数文件。

NAB：构建生物大分子结构的程序。

2. 计算流程

准备模拟体系的拓扑和坐标文件→能量优化→Equilibration 平衡动力学→Production 恒温恒压动力学→轨迹分析。

二、核酸分子的模拟

本教程使用 Amber 12 分子模拟程序软件包进行计算,所模拟的核酸分子为一个 DNA aptamer 的 NMR 结构,蛋白模拟的方法过程是一样的。主要使用到三个程序：xleap/tleap、sander 和 ptraj。

1. 前期文件准备

首先进入生物大分子三维结构数据库（www.pdb.org）下载得到 DNA aptamer 的 NMR 结构（PDB ID：148D）。选取第一个结构另存为坐标文件 148d.pdb。

第 1 步：启动 xleap/tleap 命令，读取力场文件。

命令：>source leaprc.ff99SB

第 2 步：读入核酸分子。

命令：>mol=loadpdb 148d.pdb

程序将自动检查蛋白的残基是否有缺失，并自动补全和加氢。

第 3 步：给核酸加立方体水箱和抗衡离子。

加水命令：>solvateBox mol TIP3PBOX 10.0

TIP3PBOX 是 AMBER 程序自带的已经平衡好的 TIP3P 水盒子。10 表示蛋白到水盒子边缘距离为 10 埃。这个盒子大小是可以根据体系的不同进行修改的。

命令：> charge mol

用于计算该体系所带的电荷，从程序提示信息我们可以知道该体系带有十四个负电荷，所以我们需要加上 Na^+ 作为抗衡离子以使体系成为电中性。

加抗衡离子命令：>addIons mol Na+ 0   "0" 表示体系呈电中性

系统会自动计算体系的静电场分布，在合适的位置加上离子。

第 4 步：将核酸分子信息转化为 AMBER 程序需要的拓扑文件和坐标文件。

命令：>savepdb mol 148d.pdb

保存包含水和抗衡离子及加氢的核酸分子的 pdb 文件。

命令：>saveAmberParm mol 148d.top 148d.crd

top 文件为 AMBER 所需的拓扑文件，crd 文件为 AMBER 所需的坐标文件。

第 5 步：退出 xleap/tleap。

2. 分子动力学模拟

第 1 步：能量优化。

能量优化的主要目的是消除水分子和核酸分子的不合理碰撞，分两步进行，第一步：用 100 kcal/mol 大小的力限制核酸中原子的位置，只优化水分子和抗衡离子（1000 步）；第二步：优化整个体系（800 步）。

（1）准备固定核酸优化水分子体系的能量参数文件：min.in

```
Initial restrained minimization on protein
&cntrlchennanchennan
    imin = 1, maxcyc = 1000, ncyc = 250, ntb = 1, ntr = 1, cut = 10,
/
Group input for restrained atoms
100.0
RES 1 15
END
END
```

说明：imin = 1：能量优化计算

maxcyc = 1000：共优化 1000 步

ncyc = 250：优化的 1000 步中，先使用最陡下降法优化 250 步，再使用共轭梯度法优化 750 步

ntb = 1：能量优化过程保持体积固定

ntr = 1：优化过程中有力限制

cut = 10：非键相互作用的截断值，单位是 Å

RES 1 15：用 100 kcal/mol 大小的力限制核酸中原子的位置

执行命令：sander -O -i min.in -p 148d.top -c 148d.crd -r 148d_min_water.rst -o 148d_min_water.out -ref 148d.crd

说明：-O 表示如果原文件夹里有，则覆盖原文件。-i，-p，-c 分别表示读入参数文件，拓扑文件，坐标文件。-o，存储每步的能量信息；-ref 指定参考结构文件。此命令执行输入文件有 min.in, 148d.top, 148d.crd; 输出文件有 148d_min_water.rst 和 148d_min_water.out。查看 out 文件，可显示能量信息。命令中 sander 也可以改用 pmemd，使用多个 CPU 时可用 mpirun 来指定。

（2）准备优化整个体系的能量参数文件：min_all.in。

```
Minimization on entire system
&cntrl
   imin = 1, maxcyc = 800, ncyc = 250, ntb = 1, ntr = 0, cut = 10,
/
END
```

说明：ntr = 0：优化过程中无力限制

执行命令：sander -O -i min_all.in -p 148d.top -c 148d_min_water.rst -r 148d_min_all.rst -o 148d_min_all.out

第 2 步：Equilibration 平衡动力学。

该步骤分为两部分：一为升温过程（10 ps）；二为利用压强和温度调节水密度（10 ps）。

（1）从 100K 升温到 300K，准备升温参数文件：eq_v.in。

```
Heating up the system equilibration stage 1
&cntrl
imin = 0, irest = 0, ntpr = 100, ntwx = 500, ntwr = 1000, nstlim = 5000, dt =
0.002, ntb = 1, ntp = 0, cut = 10, ntx = 1, ntc = 2, ntf = 2, tempi = 100.0, temp0 =
```

```
300.0, ntt = 3, nrespa = 2, tautp = 2.0, ig = 209858,
    /
    END
```

说明：nstlim = #：#表示计算的步数。

dt = 0.002：步长，单位为 ps，0.002 表示 2fs。

ntx = 1：从 crd 文件读取坐标、速率和水箱尺寸。当模型构建起始坐标或优化后坐标作为 crd 文件时，ntx 值选 1 或 2；当分子动力学 rst 文件作为 crd 文件时，ntx 值选 4~7。

irest = 0：restart 计算标志。0 表示从头开始计算，1 表示 restart 计算。

ntpr = 100：动力学过程中每 100 步的能量信息存入 out 文件。

ntwr = 500：动力学过程中每 500 步存一个 rst 文件。

ntwx = 1000：动力学过程中每 1000 步（即 2 ps）的坐标存入轨迹文件。

temp0 = 300：系统最后到达并保持的温度，单位为 K。

tempi = 100：系统开始时的温度。

ntt = 3：温度转变控制，3 表示使用兰格氏动力学。

tautp = 2.0：热浴时间常数，缺省为 1.0。小的时间常数可以得到较好的耦联。

ntp = 0：恒定压力动力学。此步骤不需要恒定压力，因此为 0。

ntc = 2：Shake 算法使用标志。1 表示不使用 Shake，2 表示含氢原子的键被限制，3 表示所有键都被限制。

ntf =2：含有氢原子的键的作用忽略。

执行命令：sander -O -i eq_v.in -p 148d.top -c 148d_min_all.rst -r 148d_eq_v.rst -x 148d_eq_v.mdcrd -o 148d_eq_v.out -ref 148d.crd

说明：mdcrd 文件为输出的轨迹文件

（2）准备调节水密度的参数文件：eq_pt.in。

```
Constant pressure constant temperature equilibration stage 2
    &cntrl
    imin = 0, irest = 1, ntpr = 100, ntwx = 500, ntwr = 1000, nstlim = 5000, dt =
0.002, ntb = 2, ntp = 1, cut = 10, ntx = 5, ntc = 2, ntf = 2, temp0 = 300.0, ntt = 1,
nrespa = 2, tautp = 2.0,
    /
    END
```

说明：ntt = 1：恒定温度。

ntp = 1：系统动力学过程各向同性。

ntb = 2：恒定压力。

执行命令：sander -O -i eq_pt.in -p 148d.top -c 148d_eq_v.rst -r 148d_eq_pt.rst -x 148d_eq_pt.mdcrd -o 148d_eq_pt.out

第 3 步：Production 恒温恒压动力学（200 ps）。

准备动力学参数文件：pro.in

```
Constant pressure constant temperature production stage
&cntrl
imin = 0, irest = 1, ntpr = 100, ntwx = 500, ntwr = 1000, nstlim = 100000, dt =
0.002, ntb = 2, ntp = 1, cut = 10, ntx = 5, ntc = 2, ntf = 2, temp0 = 300.0, ntt = 1,
nrespa = 1, tautp = 2.0,
    /
END
```

执行命令：sander -O -i pro.in -p 148d.top -c 148d_eq_pt.rst -r 148d_pro.rst -x 148d_pro.mdcrd -o 148d_pro.out

3. 结果分析

（1）使用 amber 软件中的 ptraj 程序进行结果分析。

分析 200 ps 动力学轨迹的骨架 RMSD（均方根偏差。单位：Å）曲线，参数文件 rms.in：

```
trajin 148d_pro.mdcrd
rms first out 148d_pro_rms.dat
```

说明：trajin —读入指定轨迹文件

rms —计算轨迹文件中每一个构象相对于起始构象的 rms

out —指定输出文件名

命令：ptraj 148d.top<rms.in

（2）使用 xmgrace 程序显示 RMSD 曲线图。

命令：xmgrace 148d_pro_rms.dat

（3）生成平均结构，参数文件 avg.in：

```
trajin 148d_pro.mdcrd 100 200
average 148d_pro_avg.pdb pdb
```

命令：ptraj 148d.top< avg.in

这里是取 100ps 到 200ps 的平均结构，实际模拟可能不会在短时间内达到平衡。使用 Pymol 软件查看蛋白的平均三维结构 148d_pro_avg.pdb，与初始结构进行比较（一般初始结构需要再次进行优化）。

至此一个简单的核酸分子的动力学过程已经完成，如有兴趣深入了解请参照官网，地址：http://ambermd.org。

 重点回顾

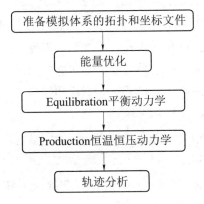

第四章

利用 OpenEye 组件包进行虚拟筛选

第一节　软件简介

OpenEye——基于三维结构相似性的虚拟筛选工具包：OpenEye 公司自从 1997 年成立到现为止，已经在药物设计和分子模型方面开发了相当多的工具包，其主要作用是用于虚拟筛选和寻找具有新骨架的先导化合物。OpenEye 的研究者认为：分子相互作用的化学问题是三维形状和静电的问题。因此，OpenEye 设计软件的主要目的之一是准确地量化分子的形状和静电，并设计精确的相似性比较方法，用于发现新骨架的先导化合物。

使用 OpenEye 模块做虚拟筛选的文章，请参照参考文献中的几篇作为成熟模板参考。

OpenEye 的虚拟筛选组件包主要包括 FILTER、OMEGA（包括 FLIPPER）、ROCS 和 EON，其功能介绍如下。

一、FILTER

FILTER，用于化合物性质计算以及不理想化合物的预先剔除，它是一个非常快速的分子过滤筛选程序，运算速度约为 400 个分子/秒。它联合物理性质的计算和官能团的知识，在化合物进入虚拟筛选或者实验前，进行前处理，删去含有不正确原子与不可能键合的化合物，并筛除化学和计算性质不理想的化合物，提高筛选程序预测的能力并显著减少计算时间。

用户可以使用命令行方式使用 FILTER。FILTER 的前处理包括：去金属离子、去盐（原理是删除所有非最大分子片段）、pK_a 标准化（pH=7.4）、用户自定义的标准化（如氮原子互变异构体状态）、亚结构保留和分子正确性检查。默认使用前三者和分子检查。

用户也可以轻易通过更改内置的类药参数文本文件来自定义 FILTER 的筛选条件。基本筛选条件包括分子量、XlogP、XlogS、PSA（极性表面积）、氢键给体与受体数目、柔性键数目、环系数量及大小等，代谢筛选包括 Lipinski，Egan，Veber 和 Martin，可以满足绝大多数筛选体系的需要。OpenEye 为用户提供了三种预设的筛选规则，我们可以在程序主路径下的 data 文件夹中找到它们，分别是 filter_blockbuster.txt、filter_drug.txt 和 filter_lead.txt，其中 filter_blockbuster.txt 条件最为宽泛，用户手册中推荐用此文件进行虚拟筛选。

二、OMEGA（包括 FLIPPER）

OMEGA，用于小分子生物活性构象的系综枚举，可以快速经济地生成类药分子的构象空间，每处理器每天处理的通量可以达到成千上万个化合物（平均 1 万/小时）。它可以有效地重现生物活性构象，对于大型的化合物数据库，它在速度和效果上达到了最佳的平衡。OMEGA 生成的构象库可以应用于许多其他外源程序，包括分子对接程序（FRED）和形状相似性比较工具（ROCS）等。另外，OMEGA 中整合了 FLIPPER 程序，在数据流进入 OMEGA 产生构象前，会先对含有不明确手性中心的分子进行手性枚举。

OMEGA 的工作流程包括通过片段重组、枚举环系构象和可逆氮原子构象来构建和生成分子模型和基于二面角旋转的构象枚举搜索两步骤。用户可以使用命令行方式使用 OMEGA，并可通过参数对其构建模型参数、构象搜寻参数、高能构象截断参数和相似构象截断参数等进行设置，在 Linux 系统下，OMEGA 支持 Open MPI 为基础的并行。

OMEGA 参数的具体设置方法请参照参考文献。

三、ROCS

ROCS，一个强大的虚拟筛选工具，可以通过与一个已知生物活性化合物的三维形状相似性比较，快速发现具有潜在生物活性的化合物。计算高速（20~40 分子/每秒每 CPU），使得实验室每天进行数百万构象的筛选成为可能。

ROCS 的原理在于：两个分子若在三维空间结构上相似，其生物活性也有可能相似。在方法上，ROCS 用光滑高斯函数来定义分子体积（又称为分子形状问询式），并将用于虚拟筛选的化合物构象库在此分子体积空间内进行最优叠合，以 Tanimoto 值来定量两个分子之间的形状相似度。在虚拟筛选方面，ROCS 的效果和一致性表现可以比拟或甚至常常超过基于结构的虚拟筛选方法。虽然 ROCS 自身只能通过命令行方式运行，但 OpenEye 公司编写的 vROCS 则可以为用户提供使用 ROCS 所有功能所需的图形化界面，可以对用于虚拟筛选的结构间询式进行编辑，并支持高级用户设计的复杂虚拟筛选问询式模型。ROCS 也可以经由 Open MPI 支持并行。

四、EON

EON，用于先导化合物骨架跃迁的三维静电相似性搜索工具，可以对叠合好的一系列分子进行基于静电势图的比较和打分，运行速度较慢，约 1～2 分子/秒每 CPU。由于分子的静电势和分子形状并不具有很好的相关性，EON 可用于静电势相似性的比较，来实现先导化合物的骨架跃迁。EON 输入分子必须是已经叠合好的一系列分子，因此，EON 很适合用来进一步识别 ROCS 等程序得到的最佳形状叠合构象（当然，多构象也是支持的），从而重新排序出同时具有对生物活性化合物有很好形状和静电相似性的化合物。基于静电比较的微妙性考虑，EON 在叠合构象和分子静电问询式时，会对分子的端基进行更加细致的构象空间搜寻。

EON 可以通过命令行方式运行，在所有支持的系统下都可以支持并行。

除了以上提到的程序外，为了解决绝大多数程序都只能通过命令行方式运行，结果若不通过外源软件无法打开分析的问题。OpenEye 编写了 VIDA，用户可以经由 VIDA 观测与分析 ROCS 和 EON 的结果，自定义结果报表（pdf），并能够通过导入外源 Python 脚本自定义其他分析的流程。

OpenEye 公司除推出了用于虚拟筛选的组件包外，还设计了用于先导化合物优化的组件包，包括 AFITT、SZMAP 等，若对这些组件感兴趣，请登录 OpenEye 官网主页（www.eyesopen.com）查看相应简介。

对操作系统的需求与安装注意事项：OpenEye 模块可顺利运行在 Windows 和 Linux 系统下，本次实验使用其 Windows 版本。无论在 Windows 还是 Linux 下安装，都需要设置环境变量：OE_DIR = OpenEye 安装路径，Path = OpenEye 安装目录下 bin 文件夹的路径。最后把有效的证书放在 OpenEye 安装路径下即可。

第二节　利用 OpenEye 组件包进行虚拟筛选

此简介中用到的 OpenEye 程序版本：FILTER 2.1.1，OMEGA 2.4.6，vROCS 3.1.2，EON 2.1.0。参照流程图 4-1，利用 OpenEye 进行虚拟筛选可分为三方面，第一是问询式的验证，第二方面是虚拟筛选小分子化合物库的准备，第三方面是利用验证结果最佳的问询式和准备好的小分子构象库进行虚拟筛选。

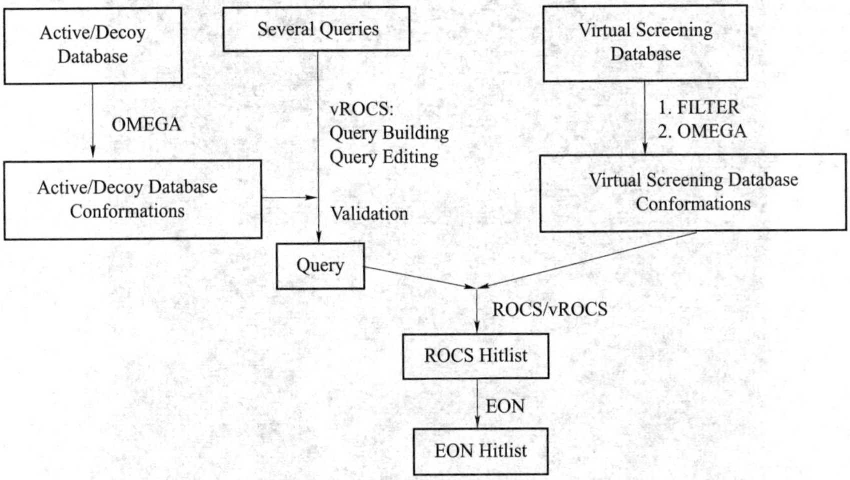

图 4-1　OpenEye 虚拟筛选流程

一、简单的问询式验证

（一）验证库的构象库准备（OMEGA）

我们选用 DUD-E 的 HIV 蛋白酶抑制剂靶点亚库来做问询式的验证，验证库可以在这里下载：http://dude.docking.org/targets/hivpr 。下载 actives_final.sdf.gz 和 decoys_final.sdf.gz。为清楚起见，更名为 DUD-E_actives_final.sdf.gz 和 DUD-E_actives_decoys.sdf.gz。

打开 cmd，通过 cd 命令进入存放验证库分子文件的工作文件夹。输入以下两行命令：

omega2 -in DUD-E_actives_final.sdf.gz -out DUD-E_actives_final.oeb.gz -flipper true -ewindow 5 -rms 0.3 -maxconfs 100 -prefix DUD-E_actives_final -progress percent

omega2 -in DUD-E_decoys_final.sdf.gz -out DUD-E_actives_decoys.oeb.gz -flipper true -ewindow 5 -rms 0.3 -maxconfs 100 -prefix DUD-E_actives_decoys -progress percent

程序的运行时间据 CPU 的运算能力不同会有较大的差异。

输入命令后，程序运行界面见图 4-2。

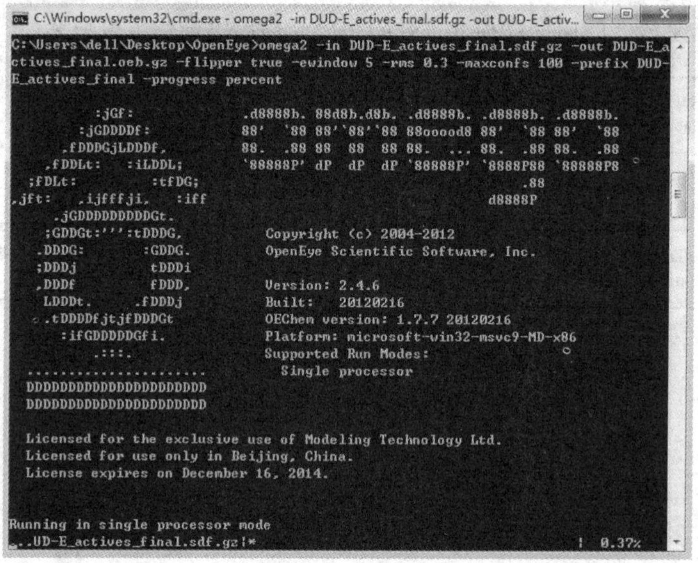

图 4-2　OMEGA 程序运行界面

对命令解释如下：

omega2 的标准输入和输出标识分别为-in 和-out，输出文件设置为.oeb.gz。oeb 文件格式是 OpenEye 公司开发的二进制分子文件编码，轻便小巧，方便于 OpenEye 的各个组件阅读。

-flipper 即开启或关闭 FLIPPER 功能的标识。

-ewindow 为高能截断函数，即拒绝接受任何超出能量高过全局能量最低构象（OMEGA 自己会有对构象能量的评估）设置值 kcal/mol 的构象。ewindow 的默认值为 10。文献研究认为，分子活性构象（晶体结构）的 ewindow 值在 10~15 间达到收敛，其值越小，产生的构象数目越少，若数据库分子的初始三维构象优良，建议选用 5~10 之间。此参数的具体设置请参阅参考文献。

-rms 是相似构象截断参数，即拒绝接受均方根差（RMS，Root Mean Square）小于设置值 Å 的相似构象；请参考设计条件梯度验证实验选择最适合体系的设置值。

-maxconfs 为每个分子最多生成的构象数目，也需要设计梯度实验选择最合适的设置值。

-prefix 为输出文件前缀，-progress 为进程以何种方式显示，此处为百分制。

运行完之后，获得构象库文件 DUD-E_actives_final.oeb.gz、DUD-E_decoys_final.oeb.gz 及多个进程和结果文件：

DUD-E_actives_final.fail 意味着生成构象失败的分子列表；

DUD-E_actives_final.log 和 DUD-E_actives_final 可以查看具体到分子的运行
细节；

DUD-E_actives_final.parm 为此次运行的参数记录。

（二）导入问询式，进行问询式验证（vROCS）

问询式方面，我们选用从 PDB ID 为 3OXC 的蛋白质中摘取的药物小分子沙
奎那韦在 HIV 蛋白酶中的晶体结构（Saquinavir），请用其他方式保存为 pdb 或
mol2 等格式。当然，如果没有希望研究分子的晶体生物活性构象，也可以使用其
他活性分子的晶体构象，或活性最佳分子的能量最低构象作为问询式。

打开 vROCS，基本界面简介见图 4-3。

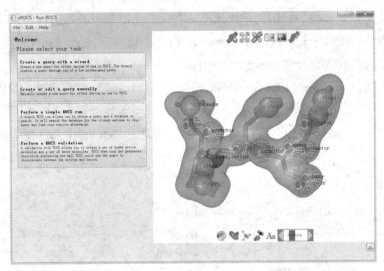

图 4-3   vROCS 基本界面

程序左侧为功能区，右侧为图形化界面。在 File 中可以新建、打开或保存问
询式，保存化学特征分子力场和结果，清除界面。Edit / Preferences 中可以对默认
的显示参数和化学特征分子立场进行设置，白背景可以在 Preferences 中 Display
右侧的第一栏中设置。

功能区里的四个主要按钮分别为：

（1）通过向导建立问询式（Create a query with a wizard）：支持 SMILES 和三
维分子模型（Ligand Model Builder），如果选用一系列已经叠合的三维分子作为输
入，则程序可以生成多个三维分子整合到一起的多分子问询式。这里我们使用单
分子作为问询式，由于可以直接用 Perform a ROCS validation 打开，此简介不选用
此功能来构建问询式。

（2）手动建立或编辑问询式（Create or edit a query manually）：可以建立新的问询式，也可以在已有问询式的基础上进行修改，修改流程比较复杂，推荐高端用户在此方面做细致研究。

（3）简单运行 ROCS（Perform a simple ROCS run）：此功能我们会在虚拟筛选时用到。需要问询式和小分子构象库作为输入。

（4）运行 ROCS 验证（Perform a ROCS validation）：用于验证问询式并输出结果表单。需要问询式和验证小分子构象库（活性和 Decoy 分子需要分存为两个文件）作为输入。

右侧图形化界面上方和下方的各个按钮除了上排右三（拍照按钮）和右一（编辑问询式）外，其他的按钮均和显示模式有关，而不会影响筛选或验证结果。特别是下方最右侧分子轮廓滚动条 Contour，增加或减少 Contour 的值不会造成小分子构象在问询式内叠合 Tanimoto 值的升高或降低，只与显示有关。

我们选择 Perform a ROCS validation，按照图 4-4 进行参数设置，图从左至右分别为第一步、第二步和最终确认（第三步），在导入沙奎那韦分子之后，我们可以先通过 File / Save query 保存沙奎那韦的问询式为 Saquinavir.sq，便于以后管理与读取：

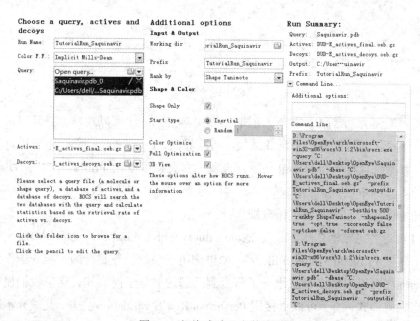

图 4-4　问询式验证参数设置

参数中需要注意的是：

（1）打分函数这里我们选择了 Shape Tainimoto，即只比较问询式和验证库分子构象的形状上的相似性，常用的打分函数有三种：Tanimoto Combo、Shape Tanimoto 和 Color Tanimoto。Color Tanimoto 是问询式和验证库分子在化学结构特征原子（即图 4-3 中右侧原子沙奎那韦图中的各色圆球，包括环系结构、氢键给体和受体、阳离子阴离子和疏水结构，与药效团的概念比较相像）分布上的相似性打分。Tanimoto Combo 即 Shape Tanimoto 和 Color Tanimoto 两种特征相似性的加和。在使用上，若考虑 Color Tanimoto 会显著降低命中化合物骨架的新颖性，不利于骨架跃迁，但可能在提高准确度上有一定的帮助，需据体系不同选择打分函数。

（2）Shape Only 模式即等同于使用 Shape Tanimoto 打分函数，关闭 Color F.F. 和 Color Optimize，为清楚起见，我们在这里也关闭了 Color Optimize。

（3）Full Optimization 代表着验证库分子会不会和问询式做最佳的叠合。如果关闭，则验证库分子构象会以原坐标和问询式叠合，只打分，不优化，所以此简介中需要选中。

（4）由于我们打开了 3D View 模块，在 vROCS 运行时会有图形化显示分子叠合。运行中（图 4-5），右侧显示目前为止发现的最好命中化合物（Hits）的二维结构式和其 Shape Tanimoto 打分值。在实际运行中我们会把 3D View 关闭以提高运算速度。

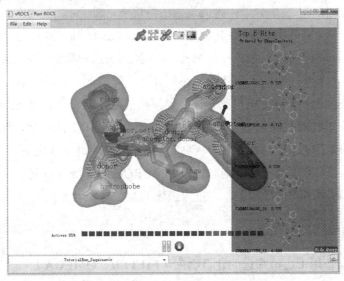

图 4-5　vROCS 运行（3D View）

运行完成后，程序会自动跳出结果的分子表单（Spreadsheet），我们可以通过点击右列的最下方按钮来观察验证结果的统计参数与 ROC 曲线。如图 4-6 所示：

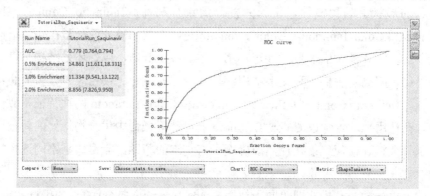

图 4-6　对沙奎那韦问询式的 ROCS 验证结果

ROC 曲线的统计参数包括曲线下面积（Area Under Curve，AUC）和富集因子（Enrichment Factor，EF）及其 95%置信区间。富集因子的定义是：在找到百分之 A 总数量 Decoy 的同时，找到活性分子总数量的比例 B 除以 A 的比值，在此例中 EF 10%约为 5，用于虚拟筛选库时，A 值和 B 值所对应 Decoy 库分子数目和活性化合物分子数目之和和验证库分子总数的比例应和 ROCS 筛库后保留分子占原库总数的比例相同。

除 ROC 曲线外，图表还包括分数分布曲线，可以在下方右二 Chart 中选择 Scoring Histogram，在单分子作为问询式的情况下，Shape Tanimoto 值大于 0.7 即可认为两化合物在形状上极为相似。除 Shape Tanimoto 外，若想对其他打分函数做同样分析，可以通过下方右一的 Metrics 下拉列表选择其他打分函数。

如果要对多个问询式进行验证，在做好几个问询式的验证之后，可以通过下方左一的 Compare to 进行结果比较。需要注意的是，至少是在 Windows 系统下，加载 4～5 个报告时程序可能会出错或关闭，或结果表单无法存储，所以建议一次结果比较不应超过 3 个，真正报告表单的制作可以放到 Excel 上进行。

下方左二下拉菜单可以分别对分子表单、ROC 曲线坐标和统计参数表单进行存储，并能对对图表进行截图，不过很遗憾的是，这四者不能一并打包存储。

二、简单的虚拟筛选

（一）准备用于虚拟筛选的化合物库（FILTER，OMEGA）

这里我们使用从 SPECS 大量库中摘录的前 2000 个分子作为研究对象。首先经 FILTER 进行预处理和分子过筛，再用 OMEGA 准备构象库。

在 Windows 系统下，首先将 OpenEye 路径 data 文件夹下的 filter_blockbuster.txt 复制到我们含有化合物库文件的工作文件夹内，再通过 cmd 进入此文件夹，输入以下两行命令：

filter -in SPECS_2000.sdf -out SPECS_2000_filt.oeb.gz -filter filter_blockbuster.txt -prefix SPECS_2000_filt

omega2 -in SPECS_2000_filt.oeb.gz -out SPECS_2000_filt_conf.oeb.gz -flipper true -ewindow 5 -maxconfs 100 -rms 0.3 -prefix SPECS_2000_filt_conf -progress percent

FILTER 运行界面见图 4-7：

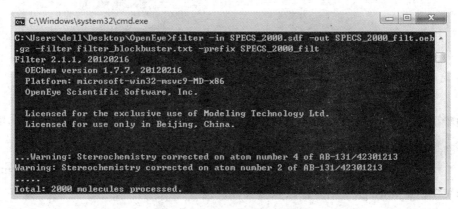

图 4-7　FILTER 程序运行界面

FILTER 运行完后，得到预处理和过筛后的分子文件 SPECS_2000_filt.oeb.gz 与多个结果报告文件，如：

SPECS_2000_filt.info 记录了 FILTER 的总体运行情况；

SPECS_2000_filt.log 中可以观察具体到每个分子的运行细节；

SPECS_2000_filt.param 为此次 FILTER 运行的参数记录。

OMEGA 运行完后，得到虚拟筛选小分子的构象库 SPECS_2000_filt_conf.oeb.gz 和各项结果文件，结果文件的含义见 2.1.1。

（二）用 vROCS 进行 SPECS 部分库对沙奎那韦问询式的三维形状虚拟筛选

打开 vROCS，选择 Perform a simple ROCS run，按照图 4-8 设置筛选参数，从左至右分别为第一步、第二步和最终确认（第三步）：

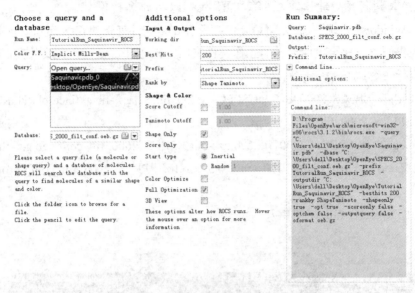

图 4-8　虚拟筛选参数设置

关键参数的含义是：Best Hits 决定了此次运行 ROCS 保留最佳分子的数目，由验证结果可知，Best Hits 设置在 200 的情况下（原虚拟筛选库 2000 个分子中的 10%），问询式对验证库的 10% 富集因子可以达到 5。

运行，得到 ROCS 的命中分子清单（Hitlist）：TutorialRun_Saquinavir_ROCS_hits_1.oeb.gz 和各项结果报告文件，包括：

TutorialRun_Saquinavir_ROCS.log 为此次运行的参数文件和具体到分子的运行细节记录；

TutorialRun_Saquinavir_ROCS.parm 为 ROCS 此次运行的参数文件；

TutorialRun_Saquinavir_ROCS_1.rpt 为具体到分子的结果报表；

TutorialRun_Saquinavir_ROCS_1.status 为此次 ROCS 运行的总体情况。

我们可以按图 4-9 进行分子选择，并点击右侧的 Show Query 按钮进行简单的分子比对结果分析。其中，绿色骨架（以程序为准）为问询式沙奎那韦分子，灰色骨架为 ROCS 形状叠合最佳的分子 AB-131/42302869，后方下划线后的数字为构象编号。当然，如果想进行更加细致的分析，需要 VIDA 或其他外源软件来实现。

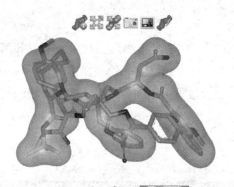

	Name	IDNUMBER	NAME
1	Saquinavir.pdb_0		
2	AB-131/42302869...	AB-131/4230...	methyl 2-(1-ethyl-1-[4-(methoxycarbonyl)-5-(4-methoxyphenyl)-4,5-dihydro-1,3-oxazol-2-yl]propyl)-5-(4-methoxy
3	AB-131/42302869...	AB-131/4230...	methyl 2-(1-ethyl-1-[4-(methoxycarbonyl)-5-(4-methoxyphenyl)-4,5-dihydro-1,3-oxazol-2-yl]propyl)-5-(4-methoxy
4	AB-131/42302869...	AB-131/4230...	methyl 2-(1-ethyl-1-[4-(methoxycarbonyl)-5-(4-methoxyphenyl)-4,5-dihydro-1,3-oxazol-2-yl]propyl)-5-(4-methoxy
5	AB-131/42302869...	AB-131/4230...	methyl 2-(1-ethyl-1-[4-(methoxycarbonyl)-5-(4-methoxyphenyl)-4,5-dihydro-1,3-oxazol-2-yl]propyl)-5-(4-methoxy
6	AD-276/4068078...	AD-276/4068...	N-{4-[(4-methoxyanilino)sulfonyl]phenyl}-2-oxo-2H-chromene-3-carboxamide
7	AB-323/25048479...	AB-323/2504...	1-benzyl-3-[(2-(isobutyrylamino)-6,7-dimethyl-4-oxo-4,6,7,8-tetrahydro-5(3H)-pteridinyl)carbonyl]pyridinium
8	AA-768/33244001...	AA-768/3324...	3-benzyl-5-[5-nitro-2-[(4-methylphenyl)sulfanyl]benzylidene]-2-thioxo-1,3-thiazolidin-4-one

图 4-9　沙奎那韦问询式与 AB-131/42302869 分子在三维形状上的简单比对

（三）用 EON 进行 ROCS 命中分子清单对沙奎那韦问询式的三维静电打分重排序

在大部分情况下，用什么问询式运行的 ROCS，就用什么问询式 EON，如果希望对 EON 的表现有所预期，需要对问询式进行 EON 的验证。由于没有 vROCS 这样方便的结果分析可视化软件，EON 验证 ROC 曲线的绘制最好根据结果的打分来通过 Excel 作图。为保证验证条件与实验条件统一，进入 EON 重排序的分子总数占验证库总量的比例应当与预期虚拟筛选通过 ROCS 保留的分子数占虚拟筛选库分子总量的比例等同。在这里，沙奎那韦问询式的 EON 验证略过。

对于特殊体系，如果用于验证库的分子总量不足以做 EON 的问询式验证时，可以使用原 ROCS 问询式分子作为 EON 问询式。EON 问询式的拍照与叠合观察可以在 VIDA 中进行，VIDA 的界面简洁清楚，上手容易，这里不做进一步介绍。

我们用 cmd 导航到同时保存有 ROCS 命中分子清单和沙奎那韦分子的工作文件夹中，输入命令：

eon -dbase TutorialRun_Saquinavir_ROCS_hits_1.oeb.gz -query Saquinavir.pdb -besthits 20 -prefix TutorialRun_Saquinavir_EON -progress percent

参数含义为：

-dbase 为分子数据库文件，这里我们直接放入上一步 ROCS 的命中分子清单；-query 为静电问询式文件，这里我们放入沙奎那韦分子；-besthits 意味着保留多少个打分值最佳的分子（一般设置为 ROCS 命中分子清单分子总数的 10%）；-prefix 为文件前缀；-progress 为进程显示方式，percent 代表以百分比显示。

运行界面如图 4-10：

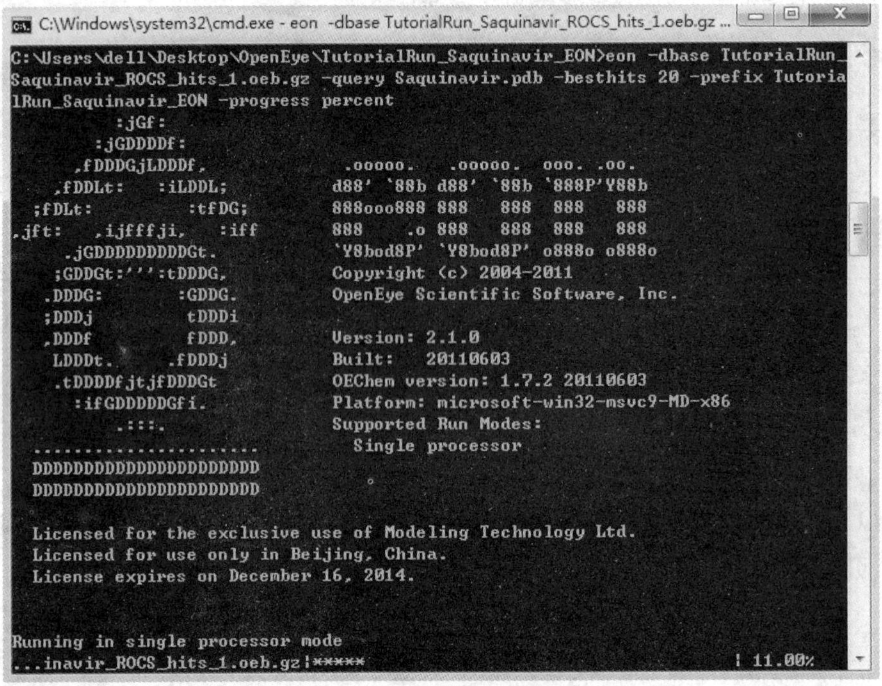

图 4-10　EON 程序运行界面

EON 的输出结果文件包括最终包含 20 个分子的 EON 命中分子清单 TutorialRun_Saquinavir_EON_hits.sdf 和各个报告文件：

TutorialRun_Saquinavir_EON.status 为 EON 整体运行报告；

TutorialRun_Saquinavir_EON.rpt 为 EON 分子打分表单；

TutorialRun_Saquinavir_EON.parm 为此次 EON 运行的各项参数。

最后要注意的是由于我们生成构象（OMEGA）时打开了 FLIPPER 组件，所以最终 EON 命中分子清单中的 20 个分子里，不一定每个都是独立的分子，有可能存在分子手性不同但名称一样的情况，一般需要手动拣选。除此之外，结果的后处理还包括分子聚类、对接分析、水溶性、稳定性和可合成性预测等，在此简介中不做详细叙述。

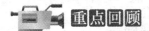 **重点回顾**

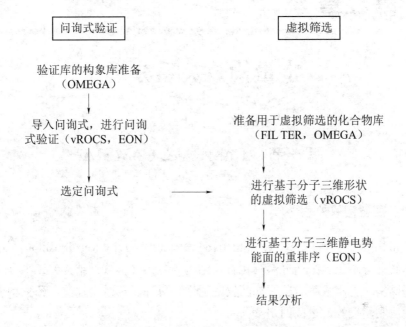

■ 第五章 ■

定量构效关系分析

第一节　CoMFA & CoMSIA

一、定量构效关系简介

定量构效关系（**QSAR**，Quantitative Structure-Activity Relationship）利用理论计算和统计分析工具来研究系列化合物结构（包括二维分子结构、三维分子结构和电子结构）与其生物效应（如药物的活性、毒性、药效学性质、药代动力学参数和生物利用度等）之间的定量关系。

1. QSAR 必要性

（1）采用数理统计的方法研究和揭示化合物活性与其分子结构或物理性质之间的定量变化规律；

（2）利用建立的 QSAR 模型预测未知化合物的活性；

（3）指导化合物的结构改造。

2. CoMFA

CoMFA: Comparative Molecular Field Analysis（比较分子场分析）。

基本假设（图5-1）：① 药物与受体之间没有形成共价键，只有非键相互作用；② 药物活性的改变与立体场或（和）静电场的改变相关。

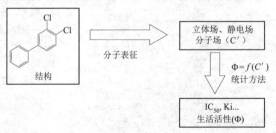

图 5-1　CoMFA

3. CoMSIA

CoMSIA: Comparative Molecular Similarity Indices Analysis 比较分子相似性指数分析。

基本假设（图 5-2）：①药物与受体之间没有形成共价键，只有非键相互作用；②药物活性的改变与立体场、静电场，疏水场、氢键供（受）体场或它们的组合的改变相关。

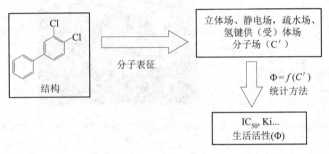

图 5-2　CoMSIA

4. 模型评价

QSAR 模型拟合能力评价的统计学指标：相关系数 r、标准偏差 s（SD）、Fisher 检验值 F。r 和 F 值越大，S 值越小，模型的拟合能力越好。

相关系数 r：

$$r = \sqrt{1 - \frac{\sum (y_{calo} - y_{exp})^2}{\sum (y_{calo} - y_{mean})^2}}$$

标准偏差 S（SD）：

$$S = \sqrt{1 - \frac{\sum (y_{calc} - y_{exp})^2}{n - k - 1}}$$

Fisher 检验值 F：

$$F = \sqrt{1 - \frac{r^2(n - k - 1)}{k(1 - r)^2}}$$

5. 模型的验证——交叉验证的应用（解释并分析结果）

利用的是偏最小二乘法，当 $q^2 < 0$ 时，模型预测能力低于均值预测能力；$q^2 > 0.4$ 时，可以考虑使用模型；$q^2 > 0.5$ 时，有统计显著的预测模型。

$$q^2 = 1.0 - \sqrt{\frac{\sum_Y (Y_{pred} - Y_{actual})^2}{\sum_Y (Y_{mean} - Y_{actual})^2}}$$

6. QSAR 中 CoMFA 和 CoMSIA 图形显示（图 5-3，图 5-4）

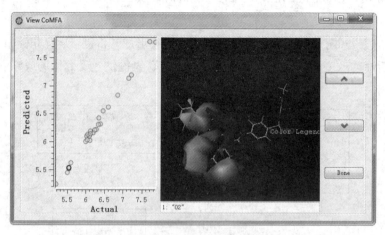

图 5-3　CoMFA 图形显示

立体场：绿色表示增大基因会使活性增强。
　　　　黄色表示增大基因会使活性降低。
静电场：蓝色表示增加正电荷活性会增强。
　　　　红色表示增加负电荷活性会增强。

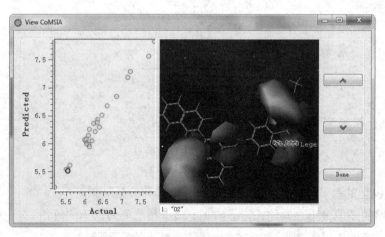

图 5-4　CoMSIA 图形显示

CoMSIA 除了可以分析立体场和静电场外，还可以分析疏水场、化合物氢键供体和氢键手提场。

疏水场：黄色表示增加疏水性基团有利于提高活性；白色表示增加亲水基团有利于提高活性。

氢键供体：蓝绿色表示增加氢键供体有利于提高活性；紫色表示增加氢键供体不利于提高活性。

氢键受体：紫红色表示增加氢键受体有利于提高活性；红色表示增加氢键受体不利于提高活性。

二、CoMFA/CoMSIA 操作步骤

1. 准备工作

打开 Sybyl X-2.0，设置默认文件，点击 Option>Set>Default Directory

注意：每次打开都要设置一下默认文件路径。

导入数据：File>Import File,在 File of Type 下拉菜单中选择 Database，在选择 training.mdb 文件，然后 OK（图 5-5）。

在表格中导入 pIC50，在 file\import，出现图 5-6，File of type 选择 Delimited file，选择 pic50.txt，点击 OK，出现 Add Record and Fields 对话框（图 5-7），点击 Merge，pic50 就导入到训练集表格中（图 5-8）。

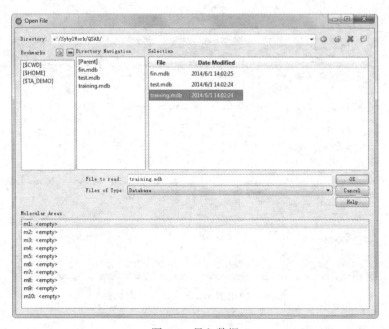

图 5-5　导入数据

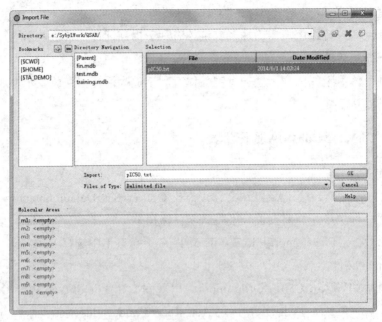

图 5-6　表格中导入 pIC50

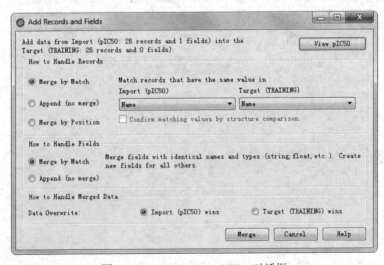

图 5-7　Add Records and Files 对话框

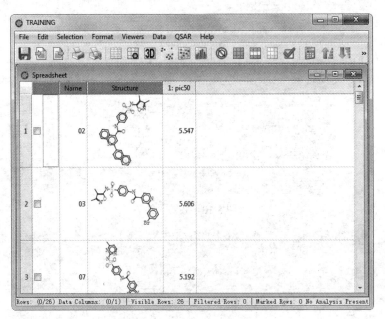

图 5-8　导入表格

2. 分子叠合

在主窗口，点击 File>Database>Align Database，在 Template Molecule 选项中，选择活性高的 22 号化合物作为模板分子（图 5-9）。在 Common Substructure 选项，点击后面的方框，弹出 No Molecules 对话框，点击 OK，按住 Shift 键用鼠标点选训练集化合物的共同骨架（图 5-10），点击 Atom Expression 对话框的 OK，点击 Align Database 对话框的 Apply，再点击 OK，之后就开始叠合（图 5-11）。

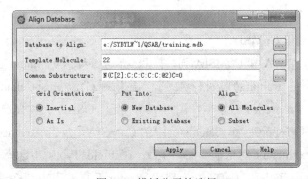

图 5-9　模板分子的选择

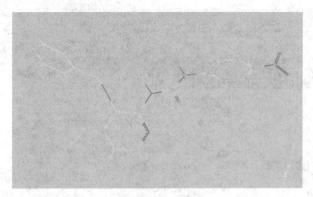

图 5-10　共同骨架

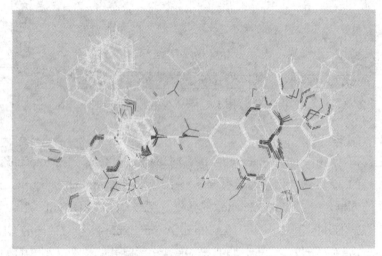

图 5-11　叠合

在叠合后，跳出命名窗口，命名为 training01，点击 OK。

3. CoMFA 和 CoMSIA

（1）添加 CoMFA 和 CoMSIA 列：打开叠合后的表单选 training01.mdb，并导入 pic50，然后选中 training01 表格第 2 列，点击鼠标右键，选择 Calculate Properties，出现 Calculate Propreties 对话框（图 5-12），点开 QSAR 文件夹选择 CoMFA 和 CoMSIA，选中 Properties to Calculate 中的 CoMSIA，点击 Advanced Details，打开 CoMSIA Parameters 对话框（图 5-13），在 Field Types 中选择 Hydroponic、Steric_and_Electrostatic 以及 Donor_and_Acdeptor 三项，点击 OK，回到 Calculate Properties 对话框，点击 Calculate，此时在训练集表格中新添了 CoMFA 和 CoMSIA 列表（图 5-14）。

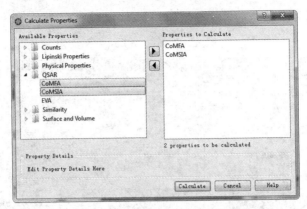

图 5-12　Calculate Properties 对话框

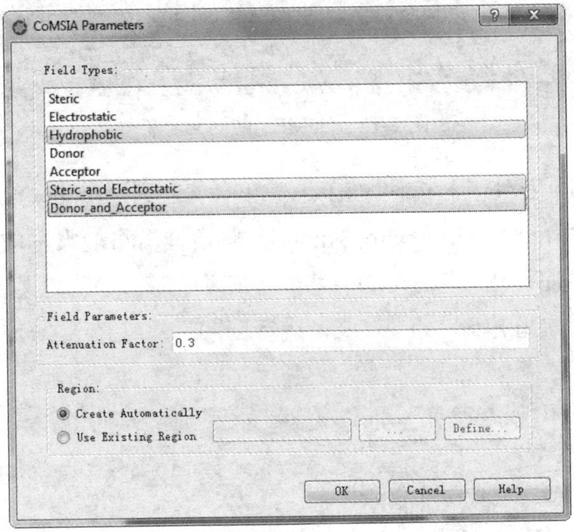

图 5-13　CoMSIA Parameters 对话框

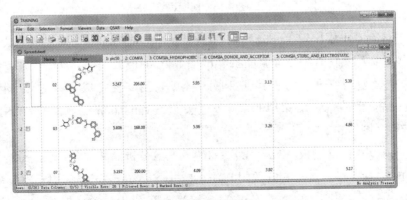

图 5-14　添加列表

（2）CoMFA 的回归分析（图 5-15）

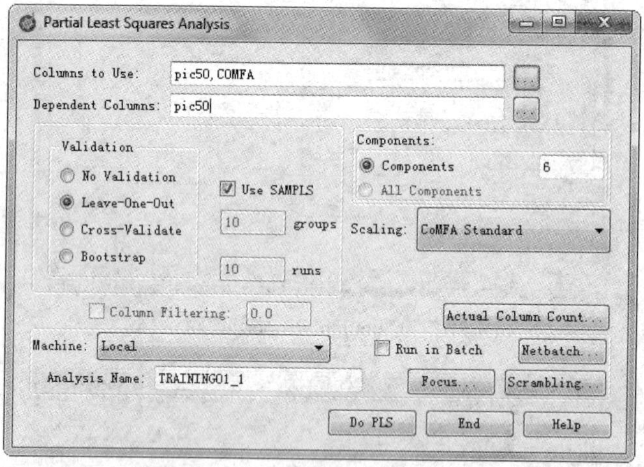

图 5-15　CoMFA 的回归分析

在 training01 表单中，按住 Ctrl 选中第 1、2 列，点击 QSAR>Partial Least Squares，出现 Partial Least Squares Analysis 对话框。将最大主成分 Comonents 设置为 10，采取抽一法（Leave-One-Out）对训练集进行交叉验证，选中 Use SAMOLES，点击 Do PLS，点击 OK，进行回归运算（图 5-16）。

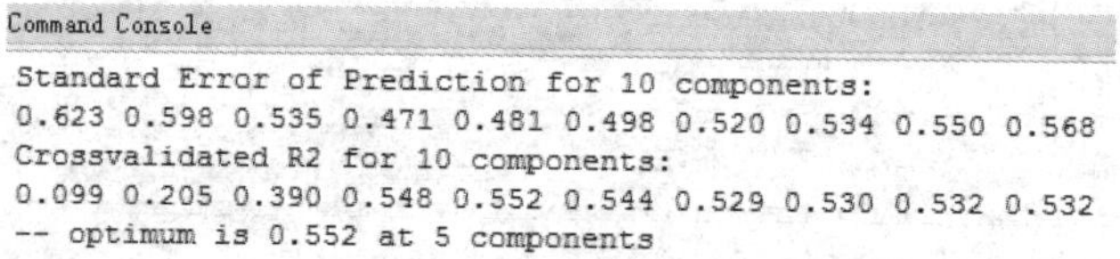

图 5-16　回归运算

Sybyl 命令框中出现 "optimum is 0.552 at 5 components"，即主成分数为 5，0.552 表示训练集化合物交叉验证系数 q^2 的数值为 0.552。

分析模型的拟合能力和其他性质。计算表明最佳主成分数为 5，因此将 Components 数值改为 5，采用非交叉验证法（No Validation），点击 Do PLS，进行回归运算（图 5-17）。

运算结束时，出现 FILENAME 窗口，输入 PLS 分析的文件名，如 training_1.pls，点击 OK 进行保存，点击 End 关闭 Partial Least Squares Analysis 对话框。命令框如图 5-18，给出模型的标准差为 0.061；相关系数 R^2 为 0.993；F 值为 559.494。

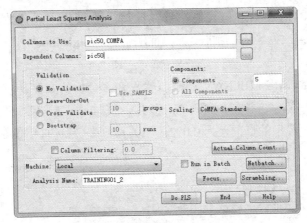

图 5-17 非交叉验证法回归运算

```
Command Console
Standard Error of Estimate            0.061
R squared                            0.993
F values       ( n1= 5, n2=20 )   559.494
Prob.of R2=0 ( n1= 5, n2=20 )        0.000
Relative Contributions
  #                                 Norm.Coeff. Fraction
  -                                ----------- ---------
  1 COMFA (1980 vars) (Steric)         2.840     0.616
  2 COMFA (1980 vars) (Electrostatic)  1.770     0.384

Summary output
Standard Error of Estimate            0.061
R squared                            0.993
F values       ( n1= 5, n2=20 )   559.494
Prob.of R2=0 ( n1= 5, n2=20 )        0.000
|
```

图 5-18 命令框

（3）CoMSIA 的回归分析：在 training01 表格中，按住 ctrl 选中第 1、3、4、5 列，点击 QSAR>Partial Least Squares，出现 Partial Least Squares Analysis 对话框。最大主成分设置为 10，采取抽一法（Leave-One-Out）对训练集进行交叉验证，选中 Use SAMOLES，点击 Do PLS，进行回归运算（图 5-19）。

```
Command Console
Standard Error of Prediction for 10 components:
0.581 0.467 0.425 0.423 0.425 0.437 0.462 0.476 0.495 0.520
Crossvalidated R2 for 10 components:
0.215 0.514 0.615 0.637 0.650 0.648 0.627 0.626 0.620 0.607|
-- optimum is 0.65 at 5 components
```

图 5-19 回归运算

Sybyl 命令框中出现 "optimum is 0.65 at 5 components"，即主成分数为 5，0.65 表示训练集化合物交叉验证系数 q^2 的数值为 0.65。

分析模型的拟合能力和其他性质。计算表明最佳主成分数为 5，因此将 Components 数值改为 5，采用非交叉验证法（No Validation），点击 Do PLS 进行回归运算。

运算结束时，出现 FILENAME 窗口，输入 PLS 分析的文件名，如 training_2.pls，点击 OK 进行保存，点击 End 关闭 Partial Least Squares Analysis 对话框。命令框如图 5-20，给出模型的标准差为 0.092；相关系数 R^2 为 0.984；F 值为 239.505。

```
Relative Contributions
#                                                                 Norm.Coeff.
-                                                                 -----------
1 COMSIA_HYDROPHOBIC (1980 vars)                                       1.057
2 COMSIA_DONOR_AND_ACCEPTOR (1980 vars) (Steric)                       0.576
3 COMSIA_DONOR_AND_ACCEPTOR (1980 vars) (Electrostatic)               0.312
4 COMSIA_STERIC_AND_ELECTROSTATIC (1980 vars) (Steric)                0.410
5 COMSIA_STERIC_AND_ELECTROSTATIC (1980 vars) (Electrostatic)         1.105
#                                                                 Fraction
-                                                                 ---------
1 COMSIA_HYDROPHOBIC (1980 vars)                                       0.305
2 COMSIA_DONOR_AND_ACCEPTOR (1980 vars) (Steric)                       0.167
3 COMSIA_DONOR_AND_ACCEPTOR (1980 vars) (Electrostatic)               0.090
4 COMSIA_STERIC_AND_ELECTROSTATIC (1980 vars) (Steric)                0.118
5 COMSIA_STERIC_AND_ELECTROSTATIC (1980 vars) (Electrostatic)         0.319

Summary output
Standard Error of Estimate           0.093
R squared                            0.983
F values      ( n1= 5, n2=20 )     235.578
Prob.of R2=0 ( n1= 5, n2=20 )        0.000
```

图 5-20　命令框

4. 训练集预测活性

利用已经构建好的 3D-QSAR 模型对训练集化合物进行活性计算 CoMFA 模型预测。

选中 training 表单的第 6 列，右键，点击 Add A Computed Column，出现 Option 对话框（图 5-21），选择 Predict，OK；又出现一个 Option 对话框（图 5-22），选择

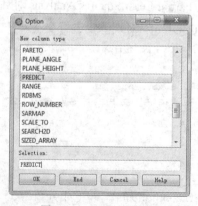

图 5-21　Option 对话框

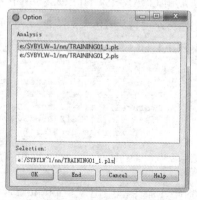

图 5-22　第二个 Option 对话框

training01，在新出现的 Option 对话框中选中 training01_1.pls，弹出 IDENTIFIER 对话框，在 column heading 中填写 PRED1，点击 OK，就会计算预测活性。

在表格，选中第 7 列，右键，点击 Add A Computed Column，出现 Option 对话框（图 5-23），选择 Functional_data，OK。出现 STRING_TO_EOL 对话框（图 5-24），输入 pic50-PRED1，OK，实际活性与预测活性的差值就算出来了。

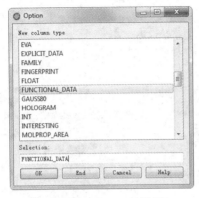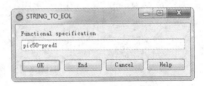

图 5-23　Option 对话框　　　　图 5-24　STRING_TO_EOL 对话框

CoMSIA 模型预测：选中 training 表单中选中第 8 列，右键，点击 Add A Computed Column，出现 Option 对话框，选择 Predict，OK，又出现一个 Option 对话框，选择 training01，在新出现的 Option 对话框中选中 training01_2.pls，弹出 IDENTIFIER 对话框，在 column heading 中填写 PRED2，点击 OK，就会计算预测活性。

选中第 9 列，右键，点击 Add A Computed Column，出现一个对话框，选择 Functional_data，OK。出现 STRING_TO_EOL 对话框，输入 pic50-PRED2，OK，实际活性与预测活性的差值就算出来了。

5. 预测集活性预测

清屏 Edit>Delete Everything，选中 trianing01 表单中的 22 号化合物，右键，选 Put Structures into Mol Areas，将 22 号分子放置到显示屏幕上。

点击 File>Database>Open,选择预测集 test.mdb，跳出 Options 窗口，选择 Updata，OK。点击 File>Database>Put Molecule,将分子放入预测集。打开预测集，对其进行叠合，叠合后的表单为 test01.mdb。

打开 test01.mdb，选中第 2 列，右键，选择 Add A Computed Column，跳出 Options 窗口，选择 Predict，OK，选择 training01，用 CoMFA 模型预测选 training01_1.pls,用 CoMSIA 模型预测，选 training01_2.pls。就会计算出预测集的

预测活性（图 5-25）。

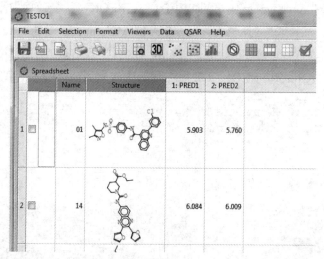

图 5-25 预测集活性预测

6. 看模型

在 QSAR 中选 View QSAR，查看 CoMFA 和 CoMSIA 的模型。

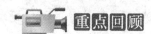重点回顾

1. 数据集收集整理

2. 3D构象的生成

3. 分子叠合

4. 分子场生成

5. 计算并生成模型

6. 解释并分析结果

7. 预测生物活性

第二节　HQSAR

［HQSAR 简介］

一、背景介绍

全息定量构效关系（Holographic Quantitative Structure-Activity Relationship），简称 HQSAR。HQSAR 采用分子全息图和偏最小二乘（PLS）生成基于片段的构效关系。与 3D-QSAR 不同的是，HQSAR 不需要分子叠合，可由大量的数据集自动进行分析。

HQSAR 快速、易用，并能为指导化合物合成提供精确的活性预测。大量实验数据表明 HQSAR 能获得与成熟的 3D-QSAR 技术相媲美的结果，但使用更加简便。

分子全息图是 2D 指纹的延伸，这些延伸包括关于分岔和环状片段以及立体化学的关键信息。HQSAR 指纹和传统 2D 指纹之间的一个关键差异是 2D 指纹是以二进制字符串记录子结构的存在或缺失，而分子全息图包括了一个分子中所有可能的分子片段并且持续记录每个特异片段出现的次数。不像其他的基于片段方法，HQSAR 将一个分子所有可能的片段和每个子片段要素都进行编码。这个特点使 HQSAR 能把与片段有关的重要定向信息编码。很容易识别移动周围的取代基比如环体系，能引起活性的改变。另外，HQSAR 能通过立体化学和杂化状态信息区分片段，这个特点是其他基于片段方法所没有的。

HQSAR 已经在大量已出版的 QSAR 数据集中进行测试，同时包含了同源分子和异源分子。数据集从 30 或 40 个分子到数千个结构都成功地用 HQSAR 进行了分析。总的来说，HQSAR 要好于传统的描述符如 ClogP/CMR 或连接指数，很多时候，获得的结果能与 SYBYL 工业标准的 3D-QSAR 技术比较分子场分析（CoMFA）相媲美（表 5-1）。

表 5-1　**HQSAR 模型与 CoMFA 模型的统计学数据比较**[①]

Data Set Class	Activity Type	N	CoMFA q^2	HQSAR q^2
Sulfonamides	Edothelin-A antagonism	36	0.71	0.62
Triazines	Anticoccidial	54	0.47	0.70

① 上海源资科技公司产品介绍：http://www.tri-ibiotech.com.cn/HQSAR/；

续表

Data Set Class	Activity Type	N	CoMFA q^2	HQSAR q^2
Benzodiazepines	CCK-A antagonism	19	0.45	0.52
Normetazocines	Sigma 1 binding	18	0.39	0.69
Benzodiazepines	Duazepam sensitive	41	0.70	0.80
	Diazepam insensitive		0.73	0.63
	Insensitive/Sensitive		0.79	0.75
Ryanodine analogs	Ryanodine binding	19	0.43	0.62
Steroids	Corticosteroid binding	21	0.66	0.84
	Testosterone binding		0.56	0.74
Thermolysin	Thermolysin inhibition	61	0.70	0.58
ACE	ACE inhibition	138	0.66	0.63
Piperidines	Herbicides	145	0.70	0.61

二、简单原理介绍

建立生理活性与可计算的分子性质之间的关系：①以数值的方式描述活性；②以数值的方式来描述分子的性质；③合理的统计方法使活性与描述符相关。

HQSAR 方法将每个分子的结构划分为包含一定原子个数的分子碎片，碎片中包含的原子数目被定义为碎片大小参数，碎片区分参数包括原子、键、连接方式、氢、手性、供体和受体，HQSAR 模型可以通过改变碎片区分参数和碎片长度来优化，碎片区分参数决定了分子全息中所映射的拓扑结构信息。

[HQSAR 的实例应用]

本教程使用的是 SYBYL-X2.0，以一系列 diazepam 衍生化合物为例，进行 HQSAR 模型的建立。本教程能够实现：①能够准确地预测化合物的活性；②呈现系列化合物的活性中心，比如某个化合物的主要活性骨架，从而对化合物的结构优化和合成提出有利的建议。

一、导入化合物衍生物

打开 SYBYL-X2.0。

1. 如有其他操作，清理界面。

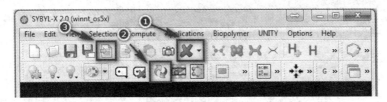

图 5-26　清理界面

➤ 如图 5-26，点击①Delete Everything；

➤ 如图 5-26，点击②清理界面。

2. 拷贝练习所需文件并导入 Spreadsheet。

➤ 在 sybyl 命令栏里（界面左下角），打 **cmd cp $TA_DEMO/diazepam42.tbl .**

➤ 如图 5-26，点击③；

➤ 设置 Files of Type 为 Spreadsheet；

➤ 双击选择列表里的 diazepam42.tbl，见图 5-27。

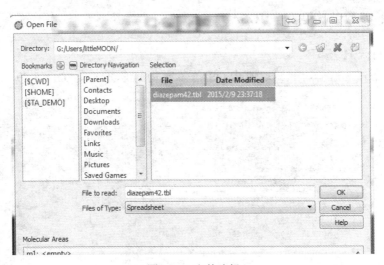

图 5-27　文件选择

图 5-28 中 Spreadsheet 里，栏目为如下含义：

● DS："diazepam-sensitive" benzodiazepine 受体

● DI："diazepam-insensitive" benzodiazepine 受体

● NLOG_DS = -log(DS)

● NLOG_DI = -log(DI)

● nLOG_Ratio_DItoDS = -log (DI/DS)，表示在两种受体的选择性

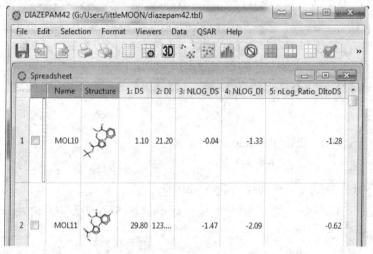

图 5-28　文件导入

二、参数设置和运行 HQSAR

1. 打开 HQSAR

➢ 点击 Spreadsheet 对话框中 QSAR 菜单中的 HQSAR，如图 5-29。

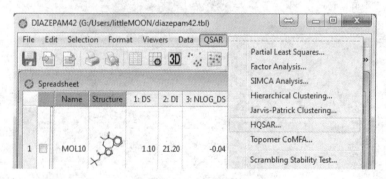

图 5-29　打开文件

2. 设置 spreadsheet 参数，见图 5-30

➢ Spreadsheet:diazepam42，Spreadsheet 名。

➢ Spreadsheet File：diazepam42.tbl，表格文件名。

➢ Structures in：Spreadsheet Rows。

➢ Data Column：nLog_Ratio_DItoDS。

➢ Set...默认值，点 OK。

➢ Options，默认值，点 OK，设置骨架全息图的条件。

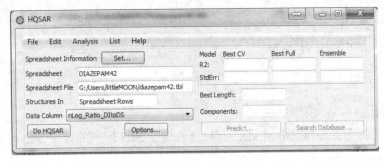

图 5-30　设置参数

3. 选择训练集

➤ 双击 nLOG_Ratio_DItoDS 列头，化合物成升序排列。

➤ Viewer，勾去 Use Relative Row Numbers，见图 5-31。

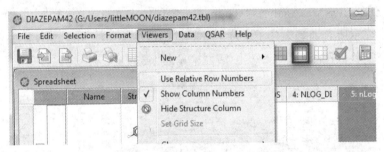

图 5-31　选择训练集

➤ 找到 Spreadsheet 中 MOL26 在 row 12，选择 row 12，点击图 5-31 中黑框标出的键，则除 row 12 的 MOL26 外，其余 41 个化合物都被选中。

4. 运行 HQSAR

➤ 在 HQSAR（图 5-30）中，点击 Do HQSAR，几秒之后即可得到模型如图 5-32。

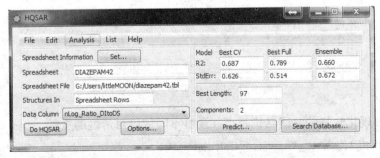

图 5-32　运行 HQSAR

➢ HQSAR 对话框中：点击 File 中的 save Model 保存，保存名为 "diazepam_mol26.hqsar"，点击 OK。

三、结果分析

1. 列出 QSAR 模型参数

➢ 点击 HQSAR: List>Model，可以查看模型 PLS 回归的详细信息，查看完毕后点击 Close。

2. 对比实际值和预测值

➢ 点击 HQSAR: List>Predicted Values，可以查看所有训练集分子的预测活性，查看完毕后点击 Close。

3. 图形化实际值和预测值并储存信息于 spreadsheet

➢ 点击 HQSAR: Analysis > Graph Predicted_vs_Actual，选择 new_table，即可在屏幕中显示所有训练集分子实际活性与预测活性的对比图。预测活性 VS 实际活性，交叉验证预测活性 VS 实际活性。见图 5-33。

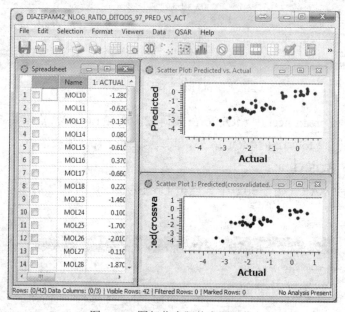

图 5-33　图行化实际值和预测值

4. 发现化合物的共同结构特点并查看不同片段对活性的贡献

➢ 点击 HQSAR: Analysis > Calculate MCS。

➢ 点击 HQSAR: List > Model。

➢ 可以看到 MCS 为: N(:[R]C:[R]N)(:[R]C-[R]C-[R]N)-[R]C(:[R]C:[R]C):[R]C.Close，见图 5-34。

➢ 点击 HQSAR: Analysis > Show Contributions。

➢ 出现 Show Contributions 窗口如图 5-35 所示，按图 5-35 中所示设置后点击 SHOW。

➢ 点击上下箭头即可在主窗口中浏览所有训练集化合物的不同片段对活性的贡献大小。分别以不同的颜色显示，如图 5-36 所示（为同一个分子的不同角度），颜色对活性贡献程度的大小顺序为：

Green>Green_Blue>Yellow>White>Orange>Red_Orange>Red

点击 Close，再点击 Done，关闭窗口。

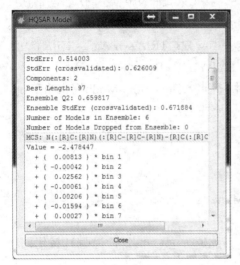

图 5-34　HQSAR Model 窗口

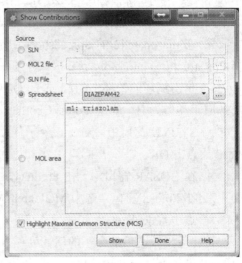

图 5-35　Show Contributions 窗口

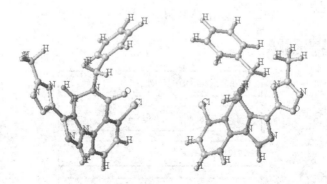

图 5-36　不同片断对话性的贡献

四、使用 HQSAR 进行活性预测

1. 预测数据集中抽取的某个化合物的活性

➢ 在 DIAZEPAM42 表格中选择第 12 行化合物 MOL26。

➢ 点击 HQSAR: Analysis > Predict Activity，在 Predict Activity 窗口中选择 Spreadsheet: diazepam42，点击 Calculate，再点击 Done。可以看到第 12 行化合物的预测活性被计算出来了。点击 Done 关闭。

2. 预测为测试化合物的活性

通过上面的的预测，我们得到 Row42（即 TRIAZOLAM）在训练集中的预测活性如下：DIAZEPAM42_NLOG_RATIO_DITODS_97_PRED_VS_ACT 这个 spreadsheet 中为–3.45，与它实际活性（–3.42）十分接近。接下来我们可根据不同片段对活性贡献不同，将对该分子进行结构改造并预测其活性，以期得到活性更好的化合物结构。

➢ 在 diazepam42 的 Spreadsheet 中选择 row42：TRIAZOLAM，右击行头选择 Put Structures into Mol Areas。该分子在 SYBYL 窗口中显示。

➢ 单击稠环的苯环上的 Cl 原子以选中它，点击 Edit-Atom-Modify Atom Type，选择原子类型为 H，勾选 Adjust Geometry，点击 OK。

➢ SYBYL 窗口中，右击该分子任意原子，选择 Rename Molecule，命名为 "test"，点击 OK。

➢ 在 HQSAR 窗口，点击 Predict。

➢ 在 Predict 窗口，选中 MOL area. M2:test。

➢ 点击 Calculate。

可计算出改造后的分子的活性为–4.47，比原分子–3.42 好，说明 H 替代稠环上的 Cl 是一个好的结构优化。

➢ 点击 Done 关闭。

最后，关闭所有窗口，退出 SYBYL。

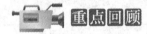 **重点回顾**

1. 导入化合物衍生物
2. 参数设置和运行HQSAR
3. HQSAR结果分析
4. 使用HQSAR进行活性预测

■第六章■

药 效 团

第一节 药效团介绍

计算机辅助药物设计从方法学上主要分为两种：一种是基于结构的药物设计（Structure-based drug design，SBDD），即从生物大分子的结构出发，通过分子对接的方法探索受体-配体相互作用关系，也可以通过全新药物设计的方法预测潜在活性化合物的结构。另一种是基于配体的药物设计（Ligand-based drug design，LBDD），通过已知的活性化合物结构与活性的信息，进行定量构效关系研究（QSAR）或药效团模型构建。

一、药效团概述

在药物分子和靶点发生相互作用时，药物分子为了能和靶点产生好的几何匹配和能量匹配，会采用特定的构象模式，即活性构象。而且对于一个药物分子，分子中的不同基团对其活性影响是不同的，有些基团的改变对分子活性的影响甚小，而另外一些基团的变化则对分子与靶点的结合起着非常重要的影响。

1998 年 IUPAC 对药效团的概念进行了精确的定义：药效团是一个总结立体化学特性和电子分布的总体概念，具有该特性的最佳超分子能够与特殊生物靶标进行相互作用并激活（或者阻断）它的生物活性。药效团是一种与生物活性相关的抽象分子特征的表示方法，是药物活性小分子中对活性起着重要作用的"药效特征元素"的空间排列形式。

药效团的构建目前主要可以分为两类，第一类是基于结构的药效团（Structure-based pharmacophore，SBP），即利用已有的靶标蛋白的三维结构模型进行开发。当药物靶标的三维结构已经明确（无论是独立结构还是和配体的复合物结构），我们便可以此为起点进行药效团设计。以此为起点进行设计的软件有

LigandScout、Cerius2、MOE 等。第二类是基于配体的药效团（Ligand-based pharmacophore，LBP），以一组已知活性的化合物集合出发，根据活性与结构之间的关系，查找共同的药效元素，形成药效团，Catalyst/HypoGen、Phase、DiscoTech、GALAHAD 就是这类方法的代表软件。

作为基于配体结构的药物设计中最主要的两种方法，定量构效关系方法和药效团模型法虽然都是以配体小分子的结构作为起点，但二者之间存在明显不同。定量构效关系方法一般用于研究一系列骨架相同的同系列化合物，所得到的定量构效关系模型只能用于指导这一系列化合物的改造和活性预测。而药效团模型法可以从骨架不同类的先导化合物出发，得到与生物活性有关的重要的药效团特征，这组药效团特征是对配体小分子活性特征的抽象与简化。也就是说只要小分子拥有药效团特征，就可能具备某种生物活性，而这些活性配体分子的结构未必需要相同，因此药效团模型方法可以用来寻找结构全新的先导化合物。

二、药效特征元素

药效团的关键元素包括原子基团、分子体积以及经典的药效团元素：氢键受体（Hydrogen bond acceptor，HBA）、氢键供体（Hydrogen bond donor，HBD）、疏水基团（Hydrophobic，HY）、负电荷基团（Negative charge，NC）、负电离子化基团（Negative ionizable，NI）、正电荷基团（Positive charge，PC）、正电离子化基团（Positive ionizable，PI）和芳香环（Ring aromatic，RA），此外还包括特征元素之间的距离、角度和二面角来定义的空间约束。一般情况下，我们经常采用距离限制描述药效团的空间特征。

（一）氢键受体

氢键是配体与受体之间相互识别非常重要的相互作用，因此氢键特征在药效团模型中占有重要地位。氢键特征可以分为两类：氢键供体和氢键受体。

广义来讲，任何带有孤对电子的原子，如氮、氧、氟、硫等，都可以作为氢键受体。但过于宽泛的定义往往会导致过多的命中结构，从而降低搜索的选择性。因此，在一般的药效团模型方法中，仅仅只考虑药物分子中最常见的氢键受体形式，包括：

（1）sp 或 sp^2 杂化的氧原子；

（2）与碳原子以双键形式相连的硫原子；

（3）与碳原子以双键或三键相连的氮原子。

（二）氢键供体

氢键供体主要包括氢原子以及与之相连的氧原子和氮原子，一般有：

（1）非酸性羟基；

（2）氨基；

（3）次氨基，但不包括三氟甲基磺酰胺和四唑中的次氨基。

（三）疏水中心

疏水相互作用是配体与受体相互识别的重要作用方式。配体与受体上的疏水基团总是倾向于形成紧密的疏水堆积作用，形成疏水性内核。疏水相互作用本质上包含了熵效应和范德华相互作用两个部分。疏水基团一般由非极性原子组成，有疏水相互作用的片段很多，如甲基、乙基、苯环等。

（四）芳环中心

芳环可以参与药物分子和蛋白受体之间 π 电子离域系统的 π-π 相互作用。芳环中心主要包括五元和六元芳环，如噻吩、苯环等。

（五）电荷中心

配体上的电荷中心是指配体上的带电基团，由于具有较多的部分电荷，这些基团往往可以和受体形成盐桥或较强的静电吸引作用。电荷中心既可以是带有电荷的原子，也可以是在生理 pH 下会发生电离的中性基团。比如，在生理 pH 下，脂肪胺会质子化形成正电荷中心，而羧基会去质子化形成负电荷中心。此外，π 电子离域系统，如羧酸盐、胍基、脒基等也可能形成电荷中心。电荷中心可以分为两类：正电荷中心和负电荷中心。

1. 正电荷中心

（1）带正电荷的原子；

（2）伯、仲、叔脂肪胺中的氮原子；

（3）氮-氮双取代的脒基中的亚氨氮原子或四氮取代的胍基中的亚氨氮原子；

（4）至少含有一个未取代氢原子的脒基中的氮原子中心或至少含有一个未取代氢原子的胍基中的氮原子中心。

2. 负电荷中心

（1）带负电的原子；

（2）三氟甲基磺酰胺中的氮原子；

（3）羧酸、亚磺酸或磷酸中羟基氧和氧代氧的原子中心；

（4）磷酸二酯和磷酸酯中羟基和氧代氧的原子中心；

（5）硫酸和磺酸中羟基氧和两个氧代氧的原子中心；

（6）磷酸单酯和磷酸中氧代氧和两个羟基氧的原子中心；

（7）四唑中的氨基氮原子。

（六）排斥体积

一种重要的空间约束形式。这里是指受体活性位点附近存在的某些原子或原子团可能会和配体产生不利的碰撞，它们所占有的位置就构成排斥体积。在排斥体积中存在原子或原子团会大大降低化合物的活性。

（七）药效特征的几何约束

一个完整的药效团模型中除了必须包含药效特征元素（如氢键供体、疏水中心、正电中心等）之外，还需要包括药效特征元素之间的空间约束，这些约束是指各特征元素的位置约束，各特征元素之间的距离、角度、取向等。

三、药效团的基本流程

（一）基于受体结构的药效团

受体结构已知的情况下，分析受体的作用位点以及药物分子和受体之间的相互作用模式，根据预测的复合物结构或相互作用信息来推知可能的药效团结构。

（二）基于配体的药效团

受体结构未知或者在作用机制不明确的情况下，通过事先收集一系列活性小分子，进行结构-活性研究，并结合构象分析、分子叠合等手段，得到一个基于这些配体分子的共同特征的药效团。该药效团可以反映这些化合物在三维结构上一些共同的原子、基团或化学功能结构及其空间取向，这些特征往往对于配体的活性起着至关重要的作用。

基本流程为：训练集准备、构象生成、特征元素提取、药效团模型建立、模型分析与验证、活性预测及虚拟筛选。

四、药效团的应用

药效团基团模型的方法是通过已知活性化合物集合提供的药效团信息，探索出对活性至关重要的原子特征或空间位置关系，进而推测受体-配体相互作用时的结构信息，得到具有一定预测能力的基于药效团的虚拟筛选模型，用于设计新型配体分子。可应用于分子库的虚拟筛选寻找新骨架活性分子，预测化合物活性，进行优化和改造，定性或定量解释化合物构效关系。

第二节　利用 Discovery Studio 进行药效团模型构建

Catalyst 是 Accelrys 公司开发的面向药物研究领域的综合性药物开发软件包。

基本功能：产生多构象的分子；基于小分子结构以及活性数据自动产生药效团；基于药效团对分子进行叠合以及基于形状建立化合物数据库，或基于形状对化合物数据库进行三维搜索。

Catalyst 每一药效特征包含四部分内容：①化学功能：该功能包括亲/疏水性基团、带电/可离子化基团和氢键供体/受体。这些化学功能还可以进一步细化或重新定义，进行灵活和独立的分析。②三维空间的位置和定向：Catalyst 可以通过绝对/相对坐标来定义不同化学特征的空间位置，而不仅仅定义化学特征间的距离，因而可以辨别结构对映体，同时大大提高算法的性能。③位置许可误差：每个化学功能用不同颜色的立体球表示。球的大小代表位置精确度，小球意味着该特征的精确位置对活性很重要，大球表示位置要求低一些，从而可以识别哪些特征的位置要求更精确。④权重：每个化学功能对生物活性的重要性都用一个权重系数表示。数值表征该功能对活性贡献的大小，即该功能存在时的活性和不存在时活性比值的对数。如一个电荷特征基团的权重是 2.0 表示它存在时的活性是它不存在时的 100 倍。

药效团模型的构建是以奥坎姆剃刀规则（Occam's Razor）的量化延伸为基础，奥坎姆剃刀规则认为具有相同功能的一系列模型中最简单的模型是最好的。每个 Catalyst 模型都可以用一个函数表达模型的复杂性、化学特征与理想权重以及预测活性与活性实验数据之间的误差。Catalyst 提供一系列模型优劣性的量化指标函数，使得用户可以判断模型的价值。根据训练数据建立的构效关系，Catalyst 能够根据化合物与模型的吻合程度、组成模型的特征数和立体空间位置等因素来预测新化合物的活性。

Catalyst 软件包含了两个不同的药效团建模算法：HypoGen 和 HipHop 方法。本教程将具体对该两种方法进行操作介绍。

一、基于配体共同特征的药效团

基于配体共同特征的药效团（HipHop）使用的是 Catalyst 中的 HipHop 算法，主要用于从一组预先收集好的活性小分子配体出发，进行分子叠合和共同药效特征搜寻，从而得到基于配体共同特征的药效团。利用得到的药效团模型，用户可以搜索化合物数据库从而寻找骨架新颖的先导化合物分子。

本次练习利用 Discovery Studio 2.5 中的 HipHop 模块，以腺苷受体 A_3 亚型的高选择性抑制剂为研究对象，建立基于配体共同特征的药效团，并对其进行验证。

（一）主要操作模块

（1）基于分子共同特征的药效团模型的构建（训练集）。

（2）基于分子共同特征的药效团模型的验证（测试集）。

（二）操作步骤

1. 训练集的选择

训练集的选择要求如下，对于 HipHop 训练集小分子不需要具体的活性数据值。

（1）输入的分子结构具有多样性。

（2）化合物数目在 2~32 个，6 个左右比较理想。

（3）只选用具有活性的分子。

（4）需要包含 Principal 和 MaxOmitFeat 性质。

本次练习挑选了 6 腺苷受体 A_3 亚型拮抗剂作为训练集。

2. 训练集分子的准备

open→A3_antagonist_trainingset_top6.sd 看，定义 Principal 和 MaxOmitFeat 属性：Principal 和 MaxOmitFeat 是在药效团模型产生过程中十分重要的两个参数。Principal 参数用于确定化合物分子的权重，表示化合物的活性情况（表 6-1）。

表 6-1　Principal 参数含义

数值	活性水平	描述内容
2	有活性	参考分子，分子中所有化学特征在构建药效团模型时都要考虑
1	中等活性	定位药效团特征元素时需要考虑该化合物
0	非活性	该分子在定位药效团特征元素时不考虑，用于选择排除体积

MaxOmitFeat 参数主要用于药效团模型的过滤和验证，定义每个分子中允许不与药效团模型匹配的特征元素的个数（表 6-2）。

点击鼠标右键打开菜单，Add Attribute，将活性最好的分子 A3009 的 Principal 设为 2，MaxOmitFeat 设为 0。其他分子两个值均设为 1（图 6-1）。

表 6-2　MaxOmitFeat 参数含义

数值	描述内容
0	构建的药效团模型中所有特征元素都必须与化合物匹配
1	构建的药效团模型中允许有 1 个特征元素不与化合物匹配
2	构建的药效团模型中所有特征元素都无需与化合物匹配

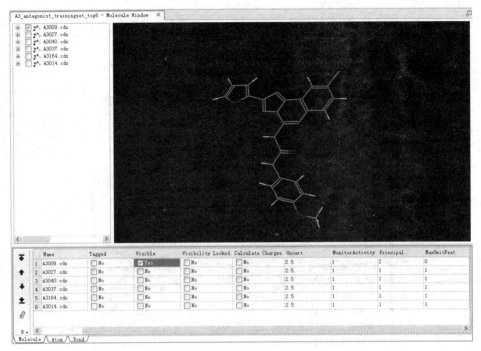

图 6-1　训练集的准备

3. 构象生成

在选择好训练集分子之后，考虑到分子在与受体作用时构象的柔性，同时为了尽可能覆盖每个分子完整的活性区域，就需要对每个化合物进行构象分析，得到一组在合理的能量范围内有代表性的构象。对于每一个化合物分子，得到的构象数目可能会有 10～255 个，与分子本身的柔性有关。构象分析保留的构象数目必须适中，太少则可能找不到分子的活性构象，太多则会给构象叠合造成一定的困难。

Protocols→Discovery Studio→Conformations→Generate Conformations。

在参数设置上，可以采用软件默认参数，也可以根据情况自己设定（图 6-2）：

Generate Conformations ×	
Parameter Name	Parameter Value
Input Ligands	A3_antagonist_trainingset_top6:All
Conformation Method	BEST
Energy Threshold	20.0
Maximum Conformations	255
⊞ Advanced	
⊞ Parallel Processing	False

图 6-2　分子多构象生成

4. 药效团特征元素的选取

Protocols→Discovery Studio→Pharmacophore→Feature Mapping。

Input Ligand 选择 All，Features 勾选所有 Feature 进行计算，设置如下（图 6-3）：

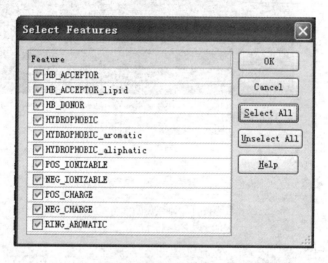

图 6-3　Feature Mapping 参数设置

运行完成后打开 Report，查看 Details 结果，选择个数最多的几个 Feature 进行药效团的计算：氢键受体（HBA）、氢键供体（HBD）、疏水中心（HYD）、芳香环中心（RA）（图 6-4）。

5. Common Feature Pharmacophore 的构建

Protocols→Discovery Studio→Pharmacophore→Common Feature
Pharmacophore Generation→Run

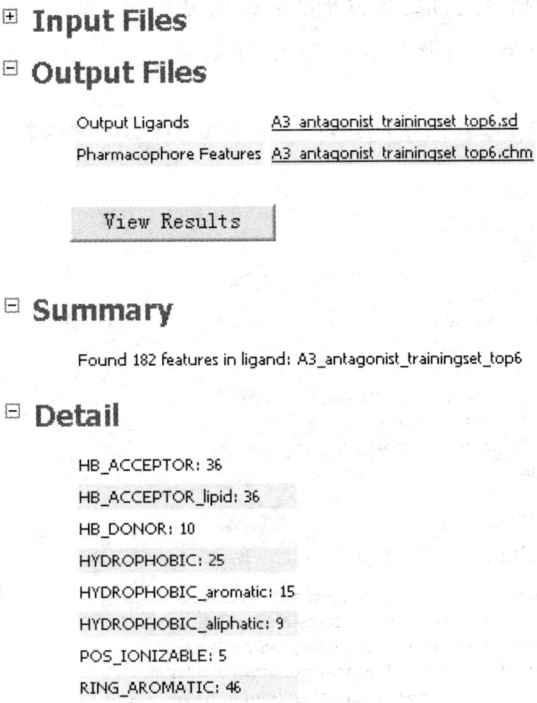

⊞ **Input Files**

⊟ **Output Files**

Output Ligands   A3_antagonist_trainingset_top6.sd

Pharmacophore Features   A3_antagonist_trainingset_top6.chm

> View Results

⊟ **Summary**

Found 182 features in ligand: A3_antagonist_trainingset_top6

⊟ **Detail**

HB_ACCEPTOR: 36

HB_ACCEPTOR_lipid: 36

HB_DONOR: 10

HYDROPHOBIC: 25

HYDROPHOBIC_aromatic: 15

HYDROPHOBIC_aliphatic: 9

POS_IONIZABLE: 5

RING_AROMATIC: 46

图 6-4　Feature Mapping 结果查看

Input Ligand 选择生成构象后的训练集文件，勾选 Features，参数设置如下（图 6-5）。

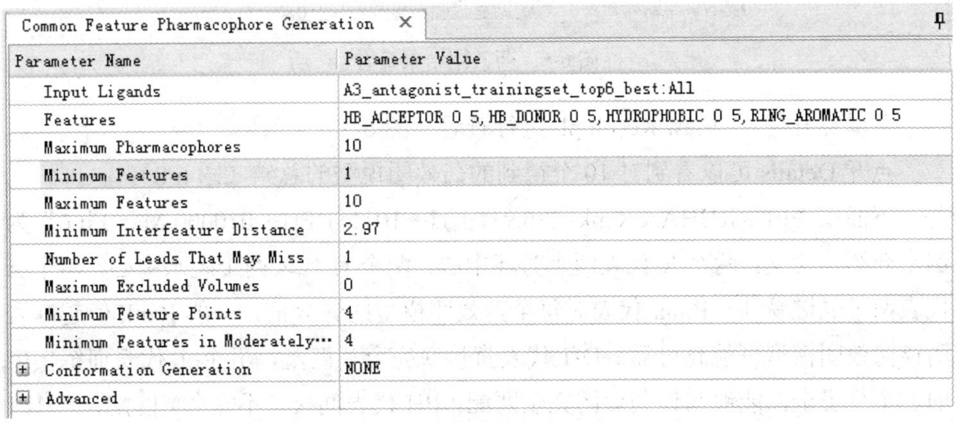

Common Feature Pharmacophore Generation ✕	⚑
Parameter Name	Parameter Value
Input Ligands	A3_antagonist_trainingset_top6_best:All
Features	HB_ACCEPTOR 0 5, HB_DONOR 0 5, HYDROPHOBIC 0 5, RING_AROMATIC 0 5
Maximum Pharmacophores	10
Minimum Features	1
Maximum Features	10
Minimum Interfeature Distance	2.97
Number of Leads That May Miss	1
Maximum Excluded Volumes	0
Minimum Feature Points	4
Minimum Features in Moderately···	4
⊞ Conformation Generation	NONE
⊞ Advanced	

图 6-5　药效团构建参数设置

6. 药效团结果分析（与训练集分子的匹配情况）

双击 Success 的任务，打开 Report 界面（图 6-6）：

Common Feature Pharmacophore Generation

⊞ **Description**

⊟ **Information**

Name	Common Feature Pharmacophore Generation
Status	Success
User	administrator
DS Version	2.5.0.9167
DS Client Version	2.5.0.9164
System	localhost (Windows32)
Start Time	2014-12-05 21:36:51
Finish Time	2014-12-05 21:37:44
Execution Time	00:00:53

⊞ **Input Files**

⊟ **Output Files**

Detailed Log File	A3_antagonist_trainingset_top6_best_full.log
Ligands Aligned to Pharmacophore 01	A3_antagonist_trainingset_top6_best_01.sd
Ligands Aligned to Pharmacophore 02	A3_antagonist_trainingset_top6_best_02.sd
Ligands Aligned to Pharmacophore 03	A3_antagonist_trainingset_top6_best_03.sd
Ligands Aligned to Pharmacophore 04	A3_antagonist_trainingset_top6_best_04.sd
Ligands Aligned to Pharmacophore 05	A3_antagonist_trainingset_top6_best_05.sd
Ligands Aligned to Pharmacophore 06	A3_antagonist_trainingset_top6_best_06.sd
Ligands Aligned to Pharmacophore 07	A3_antagonist_trainingset_top6_best_07.sd
Ligands Aligned to Pharmacophore 08	A3_antagonist_trainingset_top6_best_08.sd
Ligands Aligned to Pharmacophore 09	A3_antagonist_trainingset_top6_best_09.sd
Ligands Aligned to Pharmacophore 10	A3_antagonist_trainingset_top6_best_10.sd
Log File	A3_antagonist_trainingset_top6_best.log
Molecular Properties	mols.spst
Output Pharmacophore 01	A3_antagonist_trainingset_top6_best_01.chm
Output Pharmacophore 02	A3_antagonist_trainingset_top6_best_02.chm

图 6-6　药效团结果查看

可以点开任一 View Result.pl 进行查看（图 6-7）：

点开 Details 可以看到对 10 个得到的药效团模型的总结（图 6-8）：

下面以 "01 RRHHAA Rank：86.911 DH：101111 PH：010000 Max Fit 6" 为例来介绍其含义。两个 R 代表两个芳环中心，两个 H 代表两个疏水中心，两个 A 代表两个氢键受体。Rank 代表对每个药效团模型的评分值，一般 Rank 值越高表明该药效团模型可能越可靠。DH 代表直接（完全）匹配，五个 1 代表训练集中的 5 个分子全部能够与该药效团完全匹配。PH 代表间接（不完全）匹配，一个 1 代表训练集分子中有 1 个分子没有与该药效团部分匹配。Max Fit 代表训练集分子中，与该药效团匹配程度最高的分子 FitValue 是 6。

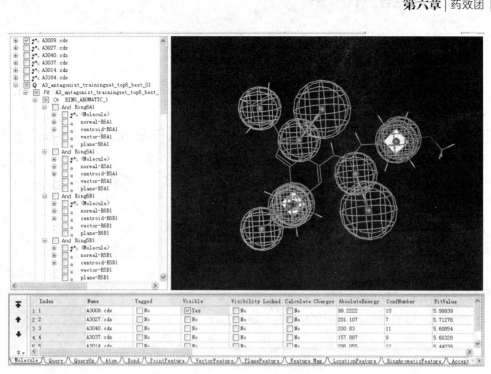

图 6-7　Hypo 1 与分子匹配情况

□ Summary

HipHop produced 10 hypotheses.

□ Detail

Halted normally.

CPU time = 10 s System time = 0 s

	Features	Rank	Direct Hit	Partial Hit	Max Fit
01	RRHHAA	86.911	101111	010000	6
02	RRHHAA	86.911	101111	010000	6
03	RRRHAA	86.275	101111	010000	6
04	RRRHAA	86.275	101111	010000	6
05	RRHHAA	85.297	101111	010000	6
06	RRHHAA	85.087	101111	010000	6
07	RRHHAA	85.087	101111	010000	6
08	RHHHAA	84.962	101111	010000	6
09	RRHHAA	84.653	101111	010000	6
10	RHHHAA	84.378	101111	010000	6

图 6-8　10 个药效团模型结果

二、基于化合物构效关系的药效团（HypoGen）

HypoGen 方法寻找与化合物活性相关的药效团特性、构建的药效团模型具有活性预测功能。

本次练习利用 Discovery Studio 2.5 中的 HypoGen 模块，以腺苷受体 A_3 亚型的高选择性抑制剂为研究对象，建立三维药效团，并对其进行验证。该药效团模型可用于数据库搜索，指导药物分子结构的优化与改造，以期获得具有潜在活性的化合物。

（一）主要操作模块

1. Clean Geometry（生成最低能量构象）。

2. Generate Conformations（分子多构象模型生成）。

3. Feature Mapping（化合物分子特征搜索）。

4. 3D QSAR Pharmacophore Generation/HypoGen（构建药效团模型）。

5. Build/Search 3D Database（用已知药效团预测化合物活性）。

除特殊说明外，所有参数均为系统默认值。

（二）操作步骤

1. 训练集的选择

训练集的选择要求如下：

（1）分子结构兼具多样性。

（2）活性分子的活性值至少跨越 4 个数量级。

（3）每个活性数量水平的化合物分子数量至少为 3 个，总数在 18～25 个。

（4）结构类似的化合物之间活性相差至少一个数量级。

（5）活性相似的化合物之间结构不同。

（6）需要包含 Activ 和 Uncert 性质。

收集文献报道的具有高选择性 A_3 受体抑制活性的化合物组成一个分子集合，构建所有化合物分子的化学结构。为了能根据得到的药效团模型筛选出具有更好活性的化合物，我们随机挑选了活性跨度达 4 个数量级，且结构尽可能多样的化合物作为训练集，用于构建药效团模型，其余化合物为测试集，用于评价药效团模型。

2. 训练集分子的准备

在 File→open→A3_antagonist_training.sd。

通过在 Data Table 中右键 | Add Attribute 的方法来添加属性。

Activ 参数表示每个化合物对应的活性值（可为 IC_{50} 或 K_i 值）。

Uncert 参数体现每个化合物活性测定的实验误差。比如化合物 1 的活性为 100，Uncert 为 2，那么程序会认为，该化合物的实际活性在 100/2 到 100*2 之间，即 50～200 之间。每个化合物对应的 Uncert 可以不同，这取决于您对该实验数据准确性的认可程度。这里要注意的是，这两项属性的名称必须是 Activ 和 Uncert，不能增减字母或者更改大小写，也不能自己任意起名字。

在 Table Browser 中可以看到一共有 18 行，分别代表 18 个训练集分子，每个分子的名字（Name）、活性值（Activ）和活性不确定度（Uncert）都已事先输入（图 6-9）。

A3_antagonist_trainingset - Molecule Window

	Index	Name	Tagged	Visible	Visibility Locked	Calculate Charges	Activ	Uncert
1	1	A3009.cdx	No	No	No	No	0.14	2.5
2	2	A3027.cdx	No	No	No	No	0.27	2.5
3	3	A3040.cdx	No	No	No	No	0.3	2.5
4	4	A3057.cdx	No	No	No	No	0.8	2.5
5	5	A3037.cdx	No	No	No	No	0.15	2.5
6	6	A3166.cdx	No	No	No	No	0.65	2.5
7	7	A3163.cdx	No	No	No	No	0.9	2.5
8	8	A3164.cdx	No	No	No	No	0.51	2.5
9	9	A3185.cdx	No	No	No	No	18	2.5
10	10	A3100.cdx	No	No	No	No	15	2.5
11	11	A3181.cdx	No	No	No	No	18.9	2.5
12	12	A3141.cdx	No	No	No	No	36	2.5
13	13	A3099.cdx	No	No	No	No	0.8	2.5
14	14	A3092.cdx	No	No	No	No	69.3	2.5
15	15	A3072.cdx	No	No	No	No	100	2.5
16	16	A3124.cdx	No	No	No	No	98	2.5
17	17	A3014.cdx	No	No	No	No	0.24	2.5
18	18	A3115.cdx	No	No	No	No	57	2.5

图 6-9　训练集的准备

3. 构象生成

考虑到分子在与受体作用时构象的柔性，同时为了尽可能覆盖每个分子完整的活性区域，得到一组在合理的能量范围内有代表性的构象，能量优化和产生构象采用“Generate Conformations”模块。Protocols→Discovery Studio→Conformations→Generate Conformations。

在参数设置上，可以采用软件默认参数，也可以根据情况自己设定（图 6-10）：

Generate Conformations

Parameter Name	Parameter Value
Input Ligands	A3_antagonist_20111206_trainingset:All
Conformation Method	BEST
Energy Threshold	83.74
Maximum Conformations	250
⊞ Advanced	
⊞ Parallel Processing	False

图 6-10　分子多构象生成

计算完成后，双击 Jobs 中的相应任务（Generate Conformations）→在 3D Window 中出现 Diverse Conformation Generation Html Window→点击 Output Files 下的 A₃_antagonist_training_best.sd。在弹出的 Table Browser 中可以发现，在经过计算后，对于同一个小分子已经有上百个构象（一行代表一个构象）与之对应了。

在 3D 视窗观察同一分子不同构象之间的差别（图 6-11）。

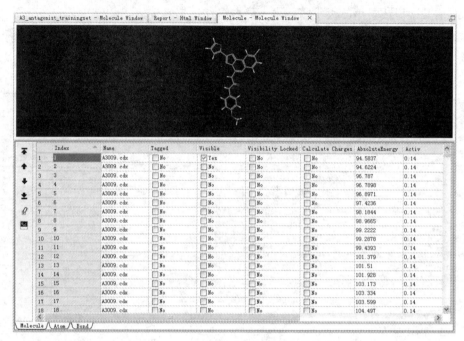

图 6-11　Generate Conformations 的结果

4. 药效团特征的确定

在进行下一步药效团构建操作时，需要事先选取的药效特征，一般有两种方法：一是通过文献查阅确定关键药效团特征，二是通过软件的 Feature Mapping 的 protocol 进行药效团特征的初步确定。

在表格浏览器中，右击鼠标并选择 Color By Activity→双击 Activ 一栏，使 18 个化合物按照活性从高到低排列（即活性值从低到高）→点击表格浏览器中的 ▲ 按钮，显示活性最高的前两名化合物（A3009，A3037）并通过对当前 Visible 分子进行 Feature Mapping 确定高活性分子所具有的特征元素（图 6-12）。

Protocols→Discovery Studio→Pharmacophore→Feature Mapping→Setting →Run

这里要注意的是，Feature Mappong 的 Input Ligands 必须要输入 XXX：Visible 而非 XXX：All。

A3_antagonist_trainingset - Molecule Window
Report - Html Window
Molecule - Molecule Window
Index
Name
Tagged
Visible
Visibility Locked
Calculate Charges
Activ
Uncert
1 1 A3009.cdx No Yes No No 0.14 2.5
2 5 A3037.cdx No Yes No No 0.15 2.5
3 17 A3014.cdx No No No No 0.24 2.5
4 2 A3027.cdx No No No No 0.27 2.5
5 3 A3040.cdx No No No No 0.3 2.5
6 8 A3164.cdx No No No No 0.51 2.5
7 6 A3166.cdx No No No No 0.65 2.5
8 4 A3057.cdx No No No No 0.8 2.5
9 13 A3099.cdx No No No No 0.8 2.5
10 7 A3163.cdx No No No No 0.9 2.5
11 10 A3100.cdx No No No No 15 2.5
12 9 A3185.cdx No No No No 18 2.5
Molecule
Atom
Bond

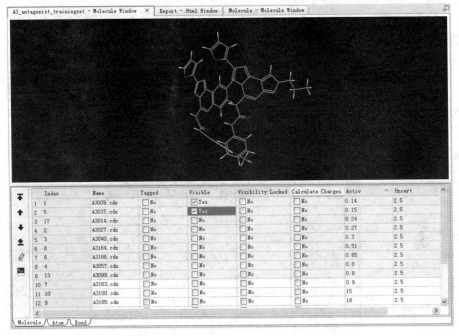

图 6-12　选择活性最高的前两个化合物

Feature Mapping 完成后，点击 Details 查看结果（图 6-13）。

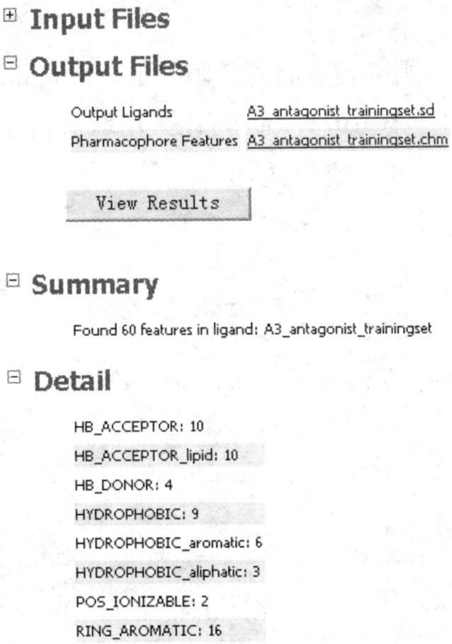

Input Files
Output Files
Output Ligands
A3_antagonist_trainingset.sd
Pharmacophore Features
A3_antagonist_trainingset.chm
View Results
Summary
Found 60 features in ligand: A3_antagonist_trainingset
Detail
HB_ACCEPTOR: 10
HB_ACCEPTOR_lipid: 10
HB_DONOR: 4
HYDROPHOBIC: 9
HYDROPHOBIC_aromatic: 6
HYDROPHOBIC_aliphatic: 3
POS_IONIZABLE: 2
RING_AROMATIC: 16

图 6-13　Feature Mapping 的结果

根据 Feature Mapping 结果，挑选数目最多的四个药效团特征：HBA、HBD、HY、RA。

5. 3D QSAR 药效团模型的构建

Protocols → Discovery Studio → Pharmacophore → 3D QSAR Pharmacophore Generation → Run

Input Ligand 选择生成构象后的训练集文件，勾选 Features，参数设置如下（图 6-14）：

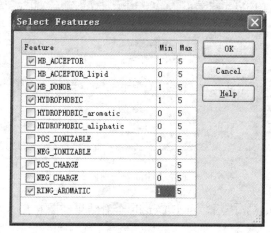

图 6-14 "Select Features"参数设置

点开 Feature 的选项，挑选刚刚确定的药效团特征，Min 和 Max 参数分别代表最后药效团中该特征出现的最小与最大值，可以采用默认值 0～5，也可以根据已知实验信息设定参数（一定需要有所依据）。

设定如下药效团特征进行计算（图 6-15）。

Parameter Name	Parameter Value
Input Ligands	A3_antagonist_trainingset_best:All
Features	HB_ACCEPTOR 1 5, HB_DONOR 1 5, HYDROPHOBIC 1 5, RING_AROMATIC 1 5
Maximum Pharmacophores	10
Minimum Features	1
Maximum Features	5
Minimum Interfeature Distance	2.97
Maximum Excluded Volumes	0
Minimum Feature Points	4
Minimum Subset Points	4
⊞ Conformation Generation	NONE
⊞ Input Properties	
⊞ Advanced	

图 6-15 药效团构建参数设置

HypoGen 算法计算药效团模型的过程包括构建相，排除相，优化相三个步骤。程序首先把训练集中的化合物分为活性最高的、活性一般的和活性差的三类。先对活性最高的化合物进行分析，找出所有符合要求的药效团模型。随后程序对得到的所有药效团模型进行进一步的筛选，用活性差的训练集化合物测试这些药效团模型，排除表达了无活性化合物共有特征的模型。最后，通过对剩余的模型进行优化，程序输出综合评价和打分最好的十个药效团模型。

6. 药效团模型结果分析

（1）查看 Report 页面：DS 利用费用函数（Cost function）评价药效团模型，每个模型都可用此函数表达模型的复杂性、化学特征与理想权重的偏差以及预测活性与活性实验数据的误差，每个模型均有自己的 Total cost 值。计算结果给出 2 个理想化模型，其中 1 个是最好的模型，即活性值相关曲线的斜率为 1，其 cost 值为 Fixed cost 值；1 个是最差模型，即活性值相关曲线的斜率为 0，其 cost 值为 Null cost 值。当 Fixed cost 与 Null cost 之间差值 Δcost>60，说明该药效团模型在统计学意义上有 90%的可能反映了客观的情况，40<Δcost<60 时有 75%～90%的可能反映了客观的情况。根据 Occam 的 Razor 原理，认为最优药效团的 Total cost 值最小，且应接近 Fixed cost 值，小于 Null cost 值。Configuration cost 是另一个重要的参数，由模型的空间复杂程度决定，较优模型的 Configuration cost 值应不大于 17。Correl 是指将训练集分子的集合叠合指标左线性回归，值越高说明训练集分子与药效团叠合的越好。

训练集计算所得药效团 Hypo1 到 Hypo10，均包含有氢键受体（HBA）、氢键供体（HBD）、疏水基团（HYD）及芳香环（RA）四个药效团特征，特征数均为 1，所得 10 个药效团模型的 Total cost 值范围为 82.6～85.9，Fixed cost 值为 72.9，Null cost 值为 119.6，Cost difference 值为 46.7，Configuration cost 值为 14.53，显示具有较显著的统计学意义（图 6-16）。

（2）查看药效团与训练集分子的匹配情况：在 report 页面中展开 Output Files→点击 view Aligned Ligands 01 链接，查看训练集分子同排名第一的药效团的匹配情况。

按照 estimate 栏给出的活性由高到低（即活性值由低到高）排列→点击 显示活性最高的化合物（A3009）与该药效团匹配的情况（图 6-17）。

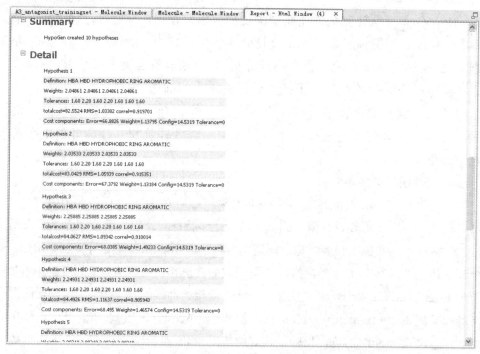

图 6-16　3D QSAR Pharmacophore Generation 的 report 页面

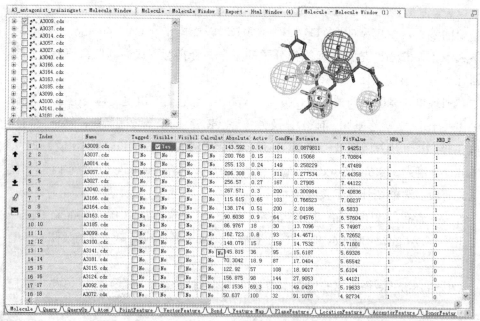

图 6-17　有预测能力的药效团及其与活性最高小分子匹配情况

→点击 ⬇ 显示活性最低的化合物（A3072）与该药效团匹配的情况（图 6-18）。

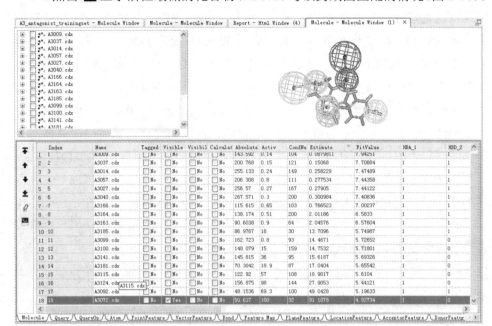

图 6-18　有预测能力药效团及其与活性最低小分子匹配情况

7. 药效团可靠性验证

（1）Decoy 验证：利用药效团对三维数据库进行搜索，根据 top10%的富集因子（EF）、ROC 曲线下面积（AU-ROC）和命中物质量（GH）的计算结果挑选出较优的药效团模型，进行模型筛选能力验证。

EF 是评价虚拟筛选好坏的一个重要指标，它是指在选择的排名前百分之几（例如 10%）的数据集中活性分子的浓度与初始活性分子浓度的比值，可以用于评价模型的筛选能力，这个指标用于评价筛选中筛选出活性分子的阳性率。

富集因子计算公式为：

$$EF_{subset} = \frac{ligands_{selected} / N_{subset}}{ligands_{total} / N_{total}}$$

其中，ligands selected 指选择的排名前 10%的分子中活性小分子的数量，N subset 指选择的前 10%小分子的数量，ligands total 指整个测试库中活性分子的总数，N total 指整个测试库分子的总数。

ROC（receiver operator characteristic）曲线描绘的是敏感度（sensitivity，Se）和特异性（specificity，Sp）的关系。AU-ROC 值指的是 ROC 曲线下的面

积。这个指标用于测试虚拟筛选策略的优劣，当被评价的筛选策略都筛选出相同比例的诱饵分子时，筛选出活性分子的比例越高说明该策略对活性分子的敏感度越高。AU-ROC 值是以具体数值表示 ROC 曲线下的面积，该值的区间是 [0，1]，1 表示筛出 0 个诱饵分子时筛出所有的活性分子，0 表示筛出全部的诱饵分子中不含有活性分子。

命中物质量 GH 值的范围介于 0.0 与 1.0 之间，其中，0.0 代表该药效团模型筛选结果完全没有命中活性分子，1.0 代表该药效团筛选结果命中了数据库中全部活性分子，且未命中任何非活性分子。GH 值越高说明模型的筛选能力越强。

文献构建了含有 50 个 A_3 受体拮抗剂，与 1000 个 decoy 分子组成一个含有 1050 个分子的测试库。采用 DS 中 Build/Search 3D Database 模块，利用生成的 10 个药效团模型对分子测试库进行活性预测，选用 EF、AU-ROC 和 GH 值三个参数来评价其是否合理。并结合层次聚类分析（Cluster Pharmacophores）方法，按照药效团相似性评价，最终得出 Hypo2 是 10 个药效团模型中较为合理的，可用于进一步大规模虚拟筛选和小分子拮抗剂构效关系研究。

最优药效团模型 Hypo2 具有较好的预测能力，其 Total cost 值为 83.0，相关系数（r，correlation coeficient）为 0.9154，偏方差为 1.059（图 6-19）。

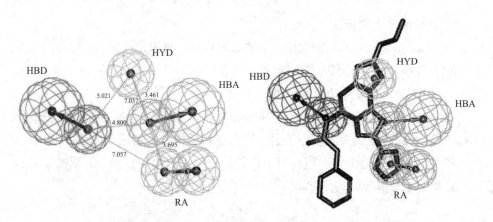

图 6-19　最优药效团模型 Hypo2（距离单位为 nm）

Hypo2 的距离限制（左图），编号 A3037 配体与 Hypo2 的匹配图（右图）

（2）测试集验证：选用除去训练集以外的拮抗剂分子组成测试集，对所构建的药效团模型进行可靠性验证，使用 Build/Search 3D Database 模块用生成的药效团分别计算测试集化合物的活性数值，之后以预测活性值为横坐标，实测活性值为纵坐标绘制线性拟合图，得到回归曲线，以相关系数作为评价指标对药效团模型的活性预测能力进行验证。

用训练集以外的 27 个高选择性 A_3 受体抑制剂作为测试集（A3_testset），采用与训练集化合物一样的构象优化处理（图 6-20）。

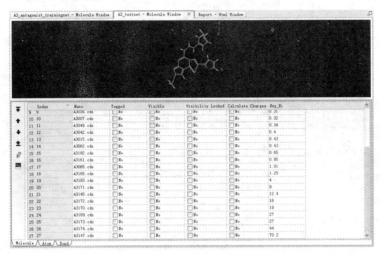

图 6-20　打开 A3_testset

Build/Search 3D Database：采用 DS 中 Build/Search 3D Database 模块，针对训练集与测试集的所有化合物同时计算药效团 Hypo2 真实活性与预测活性，得到相应的回归曲线。

Protocols→Discovery Studio→Pharmacophore→Build 3D Database

Origin 制作回归曲线如图 6-21。

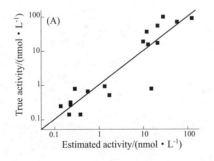
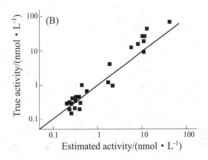

图 6-21　药效团模型 Hypo2 实测值与预测值回归曲线

训练集见图 A，测试集见图 B

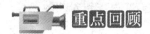重点回顾

基于配体共同特征的药效团（HipHop）操作流程

1. 训练集的选择
2. 训练集分子的准备
3. 构象生成
4. 药效团特征元素的选取
5. Common Feature Pharmacophore的构建
6. 药效团结果分析

基于化合物构效关系的药效团（HypoGen）操作流程

1. 训练集的选择
2. 训练集分子的准备
3. 构象生成
4. 药效团特征的确定
5. 3D QSAR药效团模型的构建
6. 药效团模型结果分析
7. 药效团可靠性验证

■第七章■

全新药物设计[①]

第一节 概 述

一、基于结构的药物设计

药物设计始于 20 世纪 60 年代，作为物理学、化学、计算机科学、现代生物学等的交叉学科，在迫切的降低药物开发成本的需求下发展起来。基于结构的药物设计（也称为合理药物设计，structure-based drug design，SBDD）是一种利用结构信息加快药物研发过程，从而改善候选新药过程的技术。该技术随着 X 射线衍射、核磁共振等技术的发展完善而应用愈来愈普遍，据估计，SBDD 可以从靶标确定到新药临床申请（IND）可降低研发成本 50%。通过蛋白质结构，抑制剂与目标活性部位的相互作用。改善此分析的抑制剂结果，从而缩短候选新药的过程。

二、全新药物设计

全新药物设计（从头设计）是一种用于设计结合大分子口袋的新颖、非肽、小分子配体的新方法。该方法根据靶蛋白结合位点的三维结构特性，设计出与其相互补匹配的具有全新结构的化学小分子。这些特征可以包括静电，形状，大小，亲脂性，芳香性等。如 RACHEL 软件（由 Chris Ho 开发）通过对接小分子化合物片段到蛋白结合位点（或子口袋），评估分子间的相互作用和小分子化合物的内部张力，以产生"理想化合物"。目前，常用的一些软件有 GRID、LUDI、SPROUT

---

① 感谢北京大学苑亚夏博士，本教程只适用于初级用户，任何高级功能请详见官网 http://www.ligbuilder.org/

等，其中化学可合成性还未在此过程中加以考虑，而我们本章讲解的 LigBuilder 中 Build 模块对此功能就有改善。

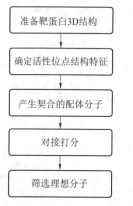

准备靶蛋白3D结构

确定活性位点结构特征

产生契合的配体分子

对接打分

筛选理想分子

图 7-1　全新药物设计的一般过程

三、LigBuilder 简介

LigBuilderV2.0 是基于结构的全新药物设计与优化软件包，此软件包可以自动化的完成对已知三维结构的受体蛋白进行结合位点探测、可药性分析、药物设计、筛选以及合成分析的整个过程，同时解决了全新药物设计领域中的设计化合物可合成性差和成功率低的两个主要困难。LigBuilder 经过了几代优化改良，最早由王仁小在 2000 年开发 LigBuilderV1.2 版本，文章发表于 Journal of molecular modeling。

目前其官方网站 http: // www.ligbuilder.org/ 更新至 LigBuilder V2.0 版本。

LigBuilder V2.0 软件包由苑亚夏开发，内置了可合成性分析模块，使用反应数据库以及原料库对设计的分子进行逆向合成分析，主要包括如下模块：

1. cavity

用于对目标受体蛋白进行结合位点探测以及分析，并预测针对结合位点进行药物设计所能达到的最高活性，同时对结合位点的可药性进行预测。Cavity 还可以给出结合位点的药效团模型。

2. Build

LigBuilderV2.0 的主要功能模块，主要包括如下功能，a. 从头设计，b. 先导优化，c. 片段连接，d. 仿制设计，e. 结合能预测，f. 结构定制，g. 自动筛选，h. 合成分析，i. 子结构搜索，j. 聚类分析。

片段数据库：提供用于构建分子的片段结构，包括同一片段的多种构象。

禁止片段库：用于判定分子的合理性。

毒性片段库：用于判定分子的毒性。

合成数据库：通过逆向合成判断分子的可合成性。

所有的输入输出都采用最为通用的格式，例如，蛋白为 PDB 格式，小分子为 Sybyl Mol2 格式，图片为 SVG 格式。

该软件包可以方便的进行集群和分布式运算。

该软件包易于操作，通过自动化模式可以提供给用户一键完成的药物设计体验。

该软件包可以生成设计报告，并为每个设计分子提供完整的合成路径。

第二节　利用 LigBuilder 进行全新药物设计

1. 应用实例概述

本教程基于苑亚夏博士于 2009 年发表的 JMC 文章，进行实例操作。做法略有不同，如有需要请仔细阅读苑师兄的文章，他用的起始 seeds 均为 sybyl 能量优化过的手绘结构，而此教程第一部分直接用 explore 模式进行随机片段生长，第二部分用 extract-grow 模式进行生长。

2. 系统与软件要求

LigBuilder v2.0 仅支持 Linux 平台，请先安装 OpenBabel 2.3.0 或更高版本，并确保 babel 已经在系统执行路径中。是否安装 OpenBabel 不影响系统主体功能，但缺少该程序将影响输出可视化的设计报告。（影响模块：自动化模式，2D 聚类，聚类报告，合成分析报告）。

3. 软件安装和配置

（1）下载 LigBuilderV2.0，下载地址：http://www.ligbuilder.org/download.html。

（2）开放内存限制，写入环境变量：ulimit -s unlimited。

（3）解压：tar -xvf LigBuilderV2.tar.gz。

（4）配置：cd LigBuilderV2

./configure

（5）检查安装目录 LigBuilderV2 是否含有以下子目录：

- README　　　简要说明
- COPYING　　　许可条例
- configure　　配置文件
- bin/　　　可执行程序
- build/　　　工作目录
- example/　　例子
- manual/　　　本说明
- default/　　默认配置集
- parameter/　　参数
- fragment.mdb/　　分子片段库

- forbidden.mdb/ 　禁止片段库
- toxicity.mdb/ 　毒性片段库
- filter.mdb/ 　用户前置过滤器库
- finalcheck.mdb/ 　用户后置过滤器库
- synthesize.mdb/ 　合成数据库

（6）初试 cavity 检查配置是否成功：运行 "./cavity cavity.input" 出现以下字样即安装成功：

```
Cavity search begining ...
Now reading parameters from 'cavity.input' ...
Search Rule : Depth-Volume Limit ...
Number of atoms = 0
Search Mode : Whole Protein Mode ...
Now reading the protein from 'receptor/1db4.pdb' ...
Detecting chain : single chain of a monomer  + HETMETAL
Protein checking: Pass
Center of protein is  59.2  32.5  41.7
Now defining the box by protein ...
Now analyzing the protein ...
SelfHB = 89.944138 HB num = 104 Check 136
Now detecting cavity in the box ...
Whole protein search need more time, please wait ...
Cavity matrix dectecting completed.
Total matrix num is 3
Rank score limit skipped 6 cavities...
Total valid cavity num is 3
Cavity will output 3 cavity file(s)
Cavity  has done the job successfully !
```

注：到此为止我们完成了软件的安装、配置和调试，如有问题请仔细阅读按照教程从头开始安装。

4. 应用实例：亲环素 A 抑制剂设计

（1）Cavity 探测亲环素 A 口袋情况：从 Protein Data Bank[①]下载亲环素 A 和 sanglifehrin macrolide（SFM）的复合物晶体结构（1NMK）。

---

① http://www.rcsb.org/pdb/home/home.do

将 1NMK.pdb 放入 build>receptor 文件夹；修改 build 文件夹里的 cavity.input 文件（vi cavity.input）。

```
###############################################################
#       Include section
###############################################################
INCLUDE                     ../default/cavitydefault.input
###############################################################
#       Input section
###############################################################
#------------------------------------------------
#       Detect mode
#       -- 0: whole protein mode
#          1: ligand detection mode
#          2: area detection mode
#------------------------------------------------
DETECT_MODE                 0
#------------------------------------------------
#       Input files
#       -- ligand_file should be assigned if detect_mode = 1
#-----------------------------------------------------------
RECEPTOR_FILE                     receptor/1NMK.pdb（修改为 1NMK 蛋白文件
所在路径）
LIGAND_FILE                       receptor/1db4.mol2
###############################################################
#       Parameter section
###############################################################
#-----------------------------------------------------------
#       Parameter for vacant/vacant-surface method
#       -- Standard : common cavity
#       -- Peptides : shallow cavity, e.g. piptides
#                     binding site, protein-protein interface
#       -- Large    : complex cavity, e.g. multi function
#                     cavity, channel, nucleic acid site
#       -- Super    : sized cavity
```

```
#-------------------------------------------------------------
INCLUDE                    ../default/standard.input
#INCLUDE                    ../default/peptide.input
#INCLUDE                    ../default/large.input
#INCLUDE                    ../default/super.input
```

蛋白不需要做任何处理即可直接用 cavity 进行探测，自动抽出水和配体
（./cavity cavity.input）。

```
Cavity search begining ...
Now reading parameters from 'cavity.input' ...
Search Rule : Depth-Volume Limit ...
Number of atoms = 0
Search Mode : Whole Protein Mode ...
Now reading the protein from 'receptor/1NMK.pdb' ...
Detecting chain : AB
Protein checking: Pass
Center of protein is  29.7   0.5  47.1
Now defining the box by protein ...
Now analyzing the protein ...
SelfHB = 261.222443 HB num = 284 Check 142
Now detecting cavity in the box ...
Whole protein search need more time, please wait ...
Cavity matrix dectecting completed.
Total matrix num is 4
Rank score limit skipped 2 cavities...
Total valid cavity num is 7
Cavity will output 7 cavity file (s)
Cavity  has done the job successfully !
```

查看 receptor 文件夹里的结果，包括以下文件：

```
1NMK_cavity_1.pdb
1NMK_cavity_2.pdb
1NMK_cavity_3.pdb
1NMK_cavity_4.pdb
1NMK_cavity_5.pdb
1NMK_cavity_6.pdb
1NMK_cavity_7.pdb
1NMK_grid_1.txt
```

```
1NMK_grid_2.txt
1NMK_grid_3.txt
1NMK_grid_4.txt
1NMK_grid_5.txt
1NMK_grid_6.txt
1NMK_grid_7.txt
1NMK_key_site_1.pdb
1NMK_key_site_2.pdb
1NMK_key_site_3.pdb
1NMK_key_site_4.pdb
1NMK_key_site_5.pdb
1NMK_key_site_6.pdb
1NMK_key_site_7.pdb
1NMK.pdb
1NMK_pharmacophore_1.pdb
1NMK_pharmacophore_1.txt
1NMK_pharmacophore_2.pdb
1NMK_pharmacophore_2.txt
1NMK_pharmacophore_3.pdb
1NMK_pharmacophore_3.txt
1NMK_pharmacophore_4.pdb
1NMK_pharmacophore_4.txt
1NMK_pharmacophore_5.pdb
1NMK_pharmacophore_5.txt
1NMK_pharmacophore_6.pdb
1NMK_pharmacophore_6.txt
1NMK_pharmacophore_7.pdb
1NMK_pharmacophore_7.txt
1NMK_pocket_1.txt
1NMK_pocket_2.txt
1NMK_pocket_3.txt
1NMK_pocket_4.txt
1NMK_pocket_5.txt
1NMK_pocket_6.txt
1NMK_pocket_7.txt
1NMK_surface_1.pdb
1NMK_surface_2.pdb
1NMK_surface_3.pdb
1NMK_surface_4.pdb
1NMK_surface_5.pdb
1NMK_surface_6.pdb
1NMK_surface_7.pdb
1NMK_surface.pdb
1NMK_vacant_1.pdb
1NMK_vacant_2.pdb
1NMK_vacant_3.pdb
1NMK_vacant_4.pdb
1NMK_vacant_5.pdb
1NMK_vacant_6.pdb
1NMK_vacant_7.pdb
1NMK_vacant.pdb
```

将以上文件和 INMK.pdb 用 pymol 打开，看探测到的口袋位置，并用文档查看 1NMK_surface_1.pdb。

```
HEADER    User defined
COMPND    Visual Surface
AUTHOR    Generated by Cavity
REMARK    1
REMARK    1 Creation time Sat Nov  8 20: 05: 29 2014
REMARK    1
```

```
REMARK   2 Carbon atoms represent surface
REMARK   2
REMARK   3 Area :
REMARK   3 MIN  X    Y    Z
REMARK   3     20.50   -9.00   31.00
REMARK   3 MAX  X    Y    Z
REMARK   3     40.00   15.50   63.50
REMARK   3
REMARK   4
REMARK   4 Total Surface num is 7029
REMARK   4 Total Surface area is 1757.250000 A^2
REMARK   4
REMARK   4 Edge = 805
REMARK   4 Hydrophobic  = 418
REMARK   4 Acceptor  = 2537
REMARK   4 Donor  = 4628
REMARK   4 Bind  = 5646
REMARK   4 Hydrophobic2 = 229
REMARK   4 Acceptor2  = 1465
REMARK   4 Donor2  = 3951
REMARK   4 Dep1  = 22
REMARK   4
REMARK   5 Round 21
REMARK    5 Step 2404_2774_1944_1978_1806_1503_1554_1557_1226_
1112_1735_1663_1061_994_912_698_579_577_459_597_476_0_0
REMARK   5 RankScore 12.647605
REMARK   5 Predict Maximal pKd 12.72
REMARK   6 DrugScore : 4397.00
REMARK   6 Druggability: Druggable
```

Cavity 探测的排序第一的位点即是与 SFM 作用的结合位点，预测其最大的结合常数 pkd 为 12.72，且可成药，下面根据第一个口袋进行从头设计。

注：由于计算量较大，以下步骤全部在 cluster 上进行，用 PBS 方法投放任务，各占用 100 个节点进行计算。

以 builduser 为用户在此举例，/mnt/disk2/builduser/result 作为存放结果的目录。

全部使用之前 cavity 计算过的结果。

（2）第一部分　从头设计

a. ssh builduser@192.168.1.198（服务器地址）

b. cd /share/apps/ LigBuilderV2/build/receptor

c. vi build.input

```
###############################################################
#   Include section
###############################################################
INCLUDE                      ../default/usersettings.input
###############################################################
#   Predefine section
###############################################################
$RECEPTOR_NAME$              1NMK
$RESULT_DIR$                 /mnt/disk2/ builduser /result
$GOAL_PKD$            10
###############################################################
#   Design section
###############################################################
#-------------------------------------------------------------
#   Design Mode
#   --0: Exploring mode
#    1: Growing mode
#    2: Linking mode
#-------------------------------------------------------------
DESIGN_MODE              0
#-------------------------------------------------------------
#   Binding site information
#-------------------------------------------------------------
POCKET_ATOM_FILE             receptor/1NMK_pocket_1.txt
POCKET_GRID_FILE             receptor/1NMK_grid_1.txt
#-------------------------------------------------------------
#   Ligand seed (optional)
#   --Seed ligand list (Max: 2000)
#   --Only needed in growing/linking mode
#   --Add hspc: YES: set all hydrogen to growing site
#-------------------------------------------------------------
SEED_LIGAND_LIST             receptor/extract/INDEX
```

```
ADD_HSPC                    NO
###############################################################
#   Automatic section
#   --Continue mode:
#     YES : Continue with previous seeds and results
#     No  : Overwrite results and regenerating seeds
#   --Session number: the number of sessions you'll run
#     suggestion: 50 at least, default 100, the more, the better.
#     If your computing resource is limited, please
#     apply speedup strategy, or ligbuilder may not
#     finish your job within a reasonable time
#   --Molecule number: stop condition
#       suggestion : 100K/10K/10K  at  least，default  1M/100K/100K
(Exp/Grow/Link)
###############################################################
CONTINUE_MODE               YES
SESSION_NUMBER              100
MOLECULE_NUMBER             1000000
[Growing]MOLECULE_NUMBER        100000
[Linking]MOLECULE_NUMBER        100000
```

d. build64 -Automatic build.input，进入监控窗口。

e. 再打开一个 shell，进入 build 文件夹。

f. vi run_1NMK.list

```
szrun 1 1 "./build -DContinue build.input 1"
szrun 1 1 "./build -DContinue build.input 2"

szrun 1 1 "./build -DContinue build.input 3"
szrun 1 1 "./build -DContinue build.input 4"
szrun 1 1 "./build -DContinue build.input 5"
szrun 1 1 "./build -DContinue build.input 6"
szrun 1 1 "./build -DContinue build.input 7"
szrun 1 1 "./build -DContinue build.input 8"
szrun 1 1 "./build -DContinue build.input 9"
szrun 1 1 "./build -DContinue build.input 10"
szrun 1 1 "./build -DContinue build.input 11"
szrun 1 1 "./build -DContinue build.input 12"
```

```
szrun 1 1 "./build -DContinue build.input 13"
szrun 1 1 "./build -DContinue build.input 14"
szrun 1 1 "./build -DContinue build.input 15"
szrun 1 1 "./build -DContinue build.input 16"
szrun 1 1 "./build -DContinue build.input 17"
szrun 1 1 "./build -DContinue build.input 18"
szrun 1 1 "./build -DContinue build.input 19"
szrun 1 1 "./build -DContinue build.input 20"
szrun 1 1 "./build -DContinue build.input 21"
szrun 1 1 "./build -DContinue build.input 22"
szrun 1 1 "./build -DContinue build.input 23"
szrun 1 1 "./build -DContinue build.input 24"
szrun 1 1 "./build -DContinue build.input 25"
szrun 1 1 "./build -DContinue build.input 26"
szrun 1 1 "./build -DContinue build.input 27"
szrun 1 1 "./build -DContinue build.input 28"
szrun 1 1 "./build -DContinue build.input 29"
szrun 1 1 "./build -DContinue build.input 30"
szrun 1 1 "./build -DContinue build.input 31"
szrun 1 1 "./build -DContinue build.input 32"
szrun 1 1 "./build -DContinue build.input 33"
szrun 1 1 "./build -DContinue build.input 34"
szrun 1 1 "./build -DContinue build.input 35"
szrun 1 1 "./build -DContinue build.input 36"
szrun 1 1 "./build -DContinue build.input 37"
szrun 1 1 "./build -DContinue build.input 38"
szrun 1 1 "./build -DContinue build.input 39"
szrun 1 1 "./build -DContinue build.input 40"
szrun 1 1 "./build -DContinue build.input 41"
szrun 1 1 "./build -DContinue build.input 42"
szrun 1 1 "./build -DContinue build.input 43"
szrun 1 1 "./build -DContinue build.input 44"
szrun 1 1 "./build -DContinue build.input 45"
szrun 1 1 "./build -DContinue build.input 46"
szrun 1 1 "./build -DContinue build.input 47"
szrun 1 1 "./build -DContinue build.input 48"
```

```
szrun 1 1 "./build -DContinue build.input 49"
szrun 1 1 "./build -DContinue build.input 50"
szrun 1 1 "./build -DContinue build.input 51"
szrun 1 1 "./build -DContinue build.input 52"
szrun 1 1 "./build -DContinue build.input 53"
szrun 1 1 "./build -DContinue build.input 54"
szrun 1 1 "./build -DContinue build.input 55"
szrun 1 1 "./build -DContinue build.input 56"
szrun 1 1 "./build -DContinue build.input 57"
szrun 1 1 "./build -DContinue build.input 58"
szrun 1 1 "./build -DContinue build.input 59"
szrun 1 1 "./build -DContinue build.input 60"
szrun 1 1 "./build -DContinue build.input 61"
szrun 1 1 "./build -DContinue build.input 62"
szrun 1 1 "./build -DContinue build.input 63"
szrun 1 1 "./build -DContinue build.input 64"
szrun 1 1 "./build -DContinue build.input 65"
szrun 1 1 "./build -DContinue build.input 66"
szrun 1 1 "./build -DContinue build.input 67"
szrun 1 1 "./build -DContinue build.input 68"
szrun 1 1 "./build -DContinue build.input 69"
szrun 1 1 "./build -DContinue build.input 70"
szrun 1 1 "./build -DContinue build.input 71"
szrun 1 1 "./build -DContinue build.input 72"
szrun 1 1 "./build -DContinue build.input 73"
szrun 1 1 "./build -DContinue build.input 74"

szrun 1 1 "./build -DContinue build.input 75"
szrun 1 1 "./build -DContinue build.input 76"
szrun 1 1 "./build -DContinue build.input 77"
szrun 1 1 "./build -DContinue build.input 78"
szrun 1 1 "./build -DContinue build.input 79"
szrun 1 1 "./build -DContinue build.input 80"
szrun 1 1 "./build -DContinue build.input 81"
szrun 1 1 "./build -DContinue build.input 82"
szrun 1 1 "./build -DContinue build.input 83"
szrun 1 1 "./build -DContinue build.input 84"
```

```
szrun 1 1 "./build -DContinue build.input 85"
szrun 1 1 "./build -DContinue build.input 86"
szrun 1 1 "./build -DContinue build.input 87"
szrun 1 1 "./build -DContinue build.input 88"
szrun 1 1 "./build -DContinue build.input 89"
szrun 1 1 "./build -DContinue build.input 90"
szrun 1 1 "./build -DContinue build.input 91"
szrun 1 1 "./build -DContinue build.input 92"
szrun 1 1 "./build -DContinue build.input 93"
szrun 1 1 "./build -DContinue build.input 94"
szrun 1 1 "./build -DContinue build.input 95"
szrun 1 1 "./build -DContinue build.input 96"
szrun 1 1 "./build -DContinue build.input 97"
szrun 1 1 "./build -DContinue build.input 98"
szrun 1 1 "./build -DContinue build.input 99"
szrun 1 1 "./build -DContinue build.input 100"
```

g. chmod +x run_1NMK.list

h. ./run_1NMK.list

i. qstat 观察是否 100 个并行跑起来了处于 R 的状态

（3）以 SFM 为先导化合物进行优化

a. 将小分子 SFM .mol2 加氢，放入/share/apps/ LigBuilderV2/ build/receptor/ extract 文件夹中。

b. vi build.input

```
###############################################################
#   Include section
###############################################################
INCLUDE                    ../default/usersettings.input
###############################################################
#   Predefine section
###############################################################
$RECEPTOR_NAME$            1NMK
$RESULT_DIR$               /mnt/disk2/builduser/result
$GOAL_PKD$                 10
###############################################################
#   Design section
###############################################################
```

```
#-----------------------------------------------------------
#   Design Mode
#   --0: Exploring mode
#   1: Growing mode
#   2: Linking mode
#-----------------------------------------------------------
DESIGN_MODE            1
#-----------------------------------------------------------
#   Binding site information
#-----------------------------------------------------------
POCKET_ATOM_FILE       receptor/1NMK_pocket_1.txt
POCKET_GRID_FILE       receptor/1NMK_grid_1.txt
#-----------------------------------------------------------
#   Ligand seed (optional)
#   --Seed ligand list (Max: 2000)
#   --Only needed in growing/linking mode
#   --Add hspc: YES: set all hydrogen to growing site
#-----------------------------------------------------------
SEED_LIGAND_LIST       receptor/extract/INDEX
ADD_HSPC               NO
#############################################################
#   Automatic section
#   --Continue mode:
#     YES : Continue with previous seeds and results
#     No  : Overwrite results and regenerating seeds
#   --Session number: the number of sessions you'll run
#     suggestion: 50 at least, default 100, the more, the better.
#     If your computing resource is limited, please
#     apply speedup strategy, or ligbuilder may not
#     finish your job within a reasonable time
#   --Molecule number: stop condition
#       suggestion: 100K/10K/10K at least, default 1M/100K/100K
(Exp/Grow/Link)
#############################################################
CONTINUE_MODE              YES
SESSION_NUMBER             100
MOLECULE_NUMBER            1000000
[Growing]MOLECULE_NUMBER   100000
[Linking]MOLECULE_NUMBER   100000
```

c. vi extract.input

```
################################################################
#    Include section
#    --Include other parameters files
################################################################
INCLUDE                          ../default/default.input
#--------------------------------------------------------------
#    Binding site information
#--------------------------------------------------------------
POCKET_ATOM_FILE                 receptor/4BXN_pocket_6.txt
POCKET_GRID_FILE                 receptor/4BXN_grid_6.txt
################################################################
#    Tools
################################################################
#--------------------------------------------------------------
#    Extract
#    --Extract seed structure
#    --Prepare for mimic design in growing/linking mode
#    --Extract file list: the mol2 list for extracting
#      Recommend user to convert the mol2 files by I-interpret
#    --Extract directory: outputting fragments extracted
#      listed in the INDEX file under this path
#--------------------------------------------------------------
EXTRACT_FILE_LIST                receptor/seed.list
EXTRACT_OUTPUT_DIRECTORY         receptor/extract
EXTRACT_MAXIMAL_NONH             50
EXTRACT_MINIMAL_NONH             1
EXTRACT_MINIMAL_AVER_PKD         0.03
EXTRACT_MINIMAL_PKD      0.1
EXTRACT_OPTIMIZE         YES
```

d. vi extract.input

```
################################################################
#    Include section
#    --Include other parameters files
################################################################
INCLUDE                          ../default/default.input
#--------------------------------------------------------------
```

```
#   Binding site information
#-----------------------------------------------------------
POCKET_ATOM_FILE                receptor/1NMK_pocket_1.txt
POCKET_GRID_FILE                receptor/1NMK_grid_1.txt
###############################################################
#   Tools
###############################################################
#-----------------------------------------------------------
#   Extract
#   --Extract seed structure
#   --Prepare for mimic design in growing/linking mode
#   --Extract file list: the mol2 list for extracting
#     Recommend user to convert the mol2 files by I-interpret
#   --Extract directory: outputting fragments extracted
#     listed in the INDEX file under this path
#-----------------------------------------------------------
EXTRACT_FILE_LIST               receptor/seed.list
EXTRACT_OUTPUT_DIRECTORY        receptor/extract
EXTRACT_MAXIMAL_NONH            50
EXTRACT_MINIMAL_NONH            1
EXTRACT_MINIMAL_AVER_PKD        0.03
EXTRACT_MINIMAL_PKD        0.1
EXTRACT_OPTIMIZE               YES
```

e. vi seed.list

/share/apps/ LigBuilderV2/build/receptor/extract /SFM.mol2。

f. 运行"build64 –Extact extract.input"提取 SFM 片段种子，进入 extract 文件夹看种子。

g. 运行"build64 –Automatic build.input"，进入监控窗口。

h. 再打开一个 shell，进入 build 文件夹。

i. vi run_1NMK.list。

```
szrun 1 1 "./build -DContinue build.input 1"
szrun 1 1 "./build -DContinue build.input 2"
szrun 1 1 "./build -DContinue build.input 3"
szrun 1 1 "./build -DContinue build.input 4"
szrun 1 1 "./build -DContinue build.input 5"
szrun 1 1 "./build -DContinue build.input 6"
```

```
szrun 1 1 "./build -DContinue build.input 7"
szrun 1 1 "./build -DContinue build.input 8"
szrun 1 1 "./build -DContinue build.input 9"
szrun 1 1 "./build -DContinue build.input 10"
szrun 1 1 "./build -DContinue build.input 11"
szrun 1 1 "./build -DContinue build.input 12"
szrun 1 1 "./build -DContinue build.input 13"
szrun 1 1 "./build -DContinue build.input 14"
szrun 1 1 "./build -DContinue build.input 15"
szrun 1 1 "./build -DContinue build.input 16"
szrun 1 1 "./build -DContinue build.input 17"
szrun 1 1 "./build -DContinue build.input 18"
szrun 1 1 "./build -DContinue build.input 19"
szrun 1 1 "./build -DContinue build.input 20"
szrun 1 1 "./build -DContinue build.input 21"
szrun 1 1 "./build -DContinue build.input 22"
szrun 1 1 "./build -DContinue build.input 23"
szrun 1 1 "./build -DContinue build.input 24"
szrun 1 1 "./build -DContinue build.input 25"
szrun 1 1 "./build -DContinue build.input 26"
szrun 1 1 "./build -DContinue build.input 27"
szrun 1 1 "./build -DContinue build.input 28"
szrun 1 1 "./build -DContinue build.input 29"
szrun 1 1 "./build -DContinue build.input 30"
szrun 1 1 "./build -DContinue build.input 31"
szrun 1 1 "./build -DContinue build.input 32"
szrun 1 1 "./build -DContinue build.input 33"
szrun 1 1 "./build -DContinue build.input 34"
szrun 1 1 "./build -DContinue build.input 35"
szrun 1 1 "./build -DContinue build.input 36"
szrun 1 1 "./build -DContinue build.input 37"
szrun 1 1 "./build -DContinue build.input 38"
szrun 1 1 "./build -DContinue build.input 39"
szrun 1 1 "./build -DContinue build.input 40"
szrun 1 1 "./build -DContinue build.input 41"
szrun 1 1 "./build -DContinue build.input 42"
```

```
szrun 1 1 "./build -DContinue build.input 43"
szrun 1 1 "./build -DContinue build.input 44"
szrun 1 1 "./build -DContinue build.input 45"
szrun 1 1 "./build -DContinue build.input 46"
szrun 1 1 "./build -DContinue build.input 47"
szrun 1 1 "./build -DContinue build.input 48"
szrun 1 1 "./build -DContinue build.input 49"
szrun 1 1 "./build -DContinue build.input 50"
szrun 1 1 "./build -DContinue build.input 51"
szrun 1 1 "./build -DContinue build.input 52"
szrun 1 1 "./build -DContinue build.input 53"
szrun 1 1 "./build -DContinue build.input 54"
szrun 1 1 "./build -DContinue build.input 55"
szrun 1 1 "./build -DContinue build.input 56"
szrun 1 1 "./build -DContinue build.input 57"
szrun 1 1 "./build -DContinue build.input 58"
szrun 1 1 "./build -DContinue build.input 59"
szrun 1 1 "./build -DContinue build.input 60"
szrun 1 1 "./build -DContinue build.input 61"
szrun 1 1 "./build -DContinue build.input 62"
szrun 1 1 "./build -DContinue build.input 63"
szrun 1 1 "./build -DContinue build.input 64"
szrun 1 1 "./build -DContinue build.input 65"
szrun 1 1 "./build -DContinue build.input 66"
szrun 1 1 "./build -DContinue build.input 67"
szrun 1 1 "./build -DContinue build.input 68"
szrun 1 1 "./build -DContinue build.input 69"
szrun 1 1 "./build -DContinue build.input 70"
szrun 1 1 "./build -DContinue build.input 71"
szrun 1 1 "./build -DContinue build.input 72"
szrun 1 1 "./build -DContinue build.input 73"
szrun 1 1 "./build -DContinue build.input 74"
szrun 1 1 "./build -DContinue build.input 75"
szrun 1 1 "./build -DContinue build.input 76"
szrun 1 1 "./build -DContinue build.input 77"
szrun 1 1 "./build -DContinue build.input 78"
```

```
szrun 1 1 "./build -DContinue build.input 79"
szrun 1 1 "./build -DContinue build.input 80"
szrun 1 1 "./build -DContinue build.input 81"
szrun 1 1 "./build -DContinue build.input 82"
szrun 1 1 "./build -DContinue build.input 83"
szrun 1 1 "./build -DContinue build.input 84"
szrun 1 1 "./build -DContinue build.input 85"
szrun 1 1 "./build -DContinue build.input 86"
szrun 1 1 "./build -DContinue build.input 87"
szrun 1 1 "./build -DContinue build.input 88"
szrun 1 1 "./build -DContinue build.input 89"
szrun 1 1 "./build -DContinue build.input 90"
szrun 1 1 "./build -DContinue build.input 91"
szrun 1 1 "./build -DContinue build.input 92"
szrun 1 1 "./build -DContinue build.input 93"
szrun 1 1 "./build -DContinue build.input 94"
szrun 1 1 "./build -DContinue build.input 95"
szrun 1 1 "./build -DContinue build.input 96"
szrun 1 1 "./build -DContinue build.input 97"
szrun 1 1 "./build -DContinue build.input 98"
szrun 1 1 "./build -DContinue build.input 99"
szrun 1 1 "./build -DContinue build.input 100"
```

j. chmod +x run_1NMK.list

k. ./run_1NMK.list

l. qstat 观察是否 100 个并行跑起来了处于 R 的状态。

（4）后分析

a. 生成逾设定值小分子，如果监控窗口关闭，则再次输入 build64-Automatic build.input 即可，生成的小分子保存在/mnt/disk2/builduser/result 文件夹中，以 ligand_序号.lig 文件形式保存，后面需要对这个 lig 文件进行后处理。build64-Automatic build.input 自动运行 Process、Filter、YScore。

b. 如果没有自动进行 Recommend 等后续步骤，则手动依次运行 Recommend、Cluster、ReportCls，运行：

build64-Recommend build.input

build64-Cluster build.input

build64-ReportCls build.input

c. 稍等片刻，查看输出文件，输出目录会加上受体名的后缀，主要包括如下几个文件：result/output_name/ligand.lig：包含 BUILD 模块设计的所有结果，LigBuilder 的 LIG 格式。result/process_name/INDEX：通过"Process"功能获得的分子列表，由 LIG 文件转换而来。result/cluster_name/INDEX：通过"Cluster"功能得到的聚类列表。result/synthesize_name/synthesize.log 通过"Synthesize"功能得到的合成分析信息。result/report_name/report.html：HTML 格式的最终结果报告。

查看 report 结果进行分析，挑选理想的化合物进行合成测活，如没有理想化合物则进行第二轮片段生长，直至找到理想化合物为止。

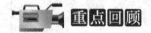 重点回顾

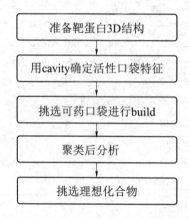

准备靶蛋白3D结构
↓
用cavity确定活性口袋特征
↓
挑选可药口袋进行build
↓
聚类后分析
↓
挑选理想化合物

■ 第八章 ■

作图软件 PyMOL 的应用

第一节　PyMOL 简介

PyMOL 是一个开放源码，由使用者赞助的分子三维结构显示软件。由 Warren Lyford DeLano 编写，并且由 DeLano Scientific LLC 商业化。

PyMOL 适用于创作高品质的小分子或是生物大分子（特别是蛋白质）的三维结构图像，在所有正式发表的科学文献中的蛋白质结构图像中，有约四分之一是使用 PyMOL 来制作。

软件以 Py+MOL 命名："Py"表示它是由一种计算机语言 Python 所衍生出来的，"MOL"表示它是用于显示分子（molecule）结构的软件。PyMOL 主页 http：//www.pymol.org/。

本教程中所用 PyMOL 版本为 1.7，此处只介绍在 windows 下的使用，教程涉及的 PDB 文件为 3ODU.pdb，可从网上下载。

第二节　PyMOL 基本操作

一、基本鼠标操作

1. PyMOL 窗口界面

打开 PyMOL 后，你将能看到如图 8-1 界面，该界面分为两个窗口：上面的外部 GUI 窗口（External GUI）和下面的 Viewer 窗口。External GUI 包含一个标准菜单栏、一个输出区、一个命令行输入区以及右边的一些常用命令按钮，部分通过命令行进行的操作在菜单栏中也可以完成，包括文件的打开、保存，显示参数的设置等,命令行输入区可以通过"Ctrl+C、Ctrl+X 以及 Ctrl+V"来完成"复制、剪切和粘贴"操作,Viewer 窗口中的命令行输入区则没有此功能。

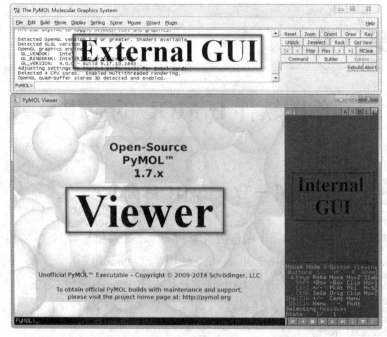

图 8-1　窗口界面

Viewer 窗口又分为左右两部分,左边显示结构图像(Viewer),右边则是一个内部 GUI 窗口(Internal GUI)。Viewer 自身包含一个命令行(如图中左下方的 PyMOL>提示符),可以用来输入 PyMOL 命令;Internal GUI 又分为上方的 Name Panel 和下方的 Mouse Matrix 以及 Movie Control,Name Panel 可以选定特定的对象并完成一些操作,Mouse Matrix 通过点击可以切换选择模式,Movie Control 可以控制多帧的浏览。

Name Panel 的 ASHLC 按钮分别表示 Action、Show、Hide、Label、Color (图 8-2)。

按钮 A(Action):对该对象进行各种处理操作,如放大、重命名、寻找氢键、删除等。

按钮 S(Show):显示该对象的某种样式,如 lines、sticks、cartoon 等显示方式。

按钮 H(Hide):隐藏该对象的某种样式。

按钮 L(Label):显示某种 label,如对氨基酸残基或肽链等进行标记。

按钮 C（Color）：对显示颜色进行更改，可选择多种配色方案，如按元素着色、按二级结构着色等。

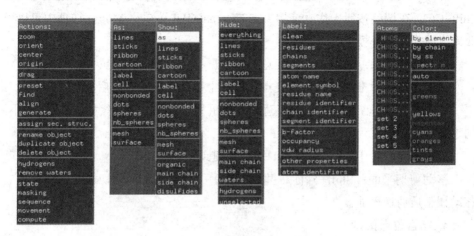

图 8-2　ASHLC 按钮

2. 打开 PDB 文件

在 External GUI 中的菜单栏选择 File / Open，选取本地对应文件夹（路径不能含中文）中的 PDB 文件打开；或使用命令行：load　file-name；或菜单栏选择 Plugin / PDB Loader Service，在弹出框中输入所需下载的 PDB ID，可自动将该蛋白 PDB 文件从网上下载到本地并打开（图 8-3）。

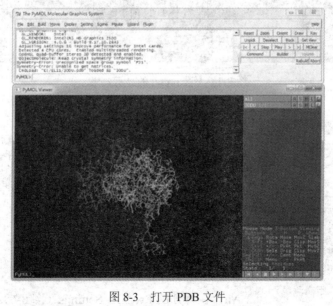

图 8-3　打开 PDB 文件

3. 操控视图

在 PyMOL 中，鼠标是主要的控制设备，键盘的修饰按键（Shift，Ctrl，Shift+Ctrl）在调整按钮操作时使用。在 External GUI 菜单栏 Mouse 选项中可以更改鼠标模式和选择模式。

任意旋转图像：对准图像的任意处点住鼠标左键然后移动鼠标。

移动图像：对准图像的任意处点住鼠标中键或者滚轮，然后移动鼠标。

放大/缩小图像：对准图像的任意处点住鼠标右键然后移动鼠标，向上是缩小，向下是放大。

设定图像旋转中心：Ctrl+Shift+鼠标中键或滚轮。

移动剪切平面：Shift+鼠标右键，鼠标上下移动调整前剪切平面；鼠标左右移动调整后剪切平面。

4. 结合位点预设

利用 Name Panel 中 A（Action）按钮的 preset 选项可对打开的结构图像进行预设，点击 A 选择 preset / ligands，则如图 8-4 中 A 图形式显示配体、氢键和周围残基；点击 A 选择 preset / ligands sites / cartoon，以 B 图形式显示；点击 A 选择 preset / ligands sites / solid surface，以 C 图形式显示。

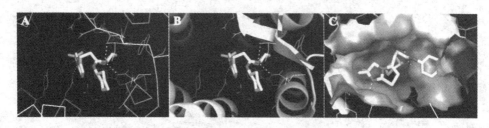

图 8-4　不同 preset 的显示效果

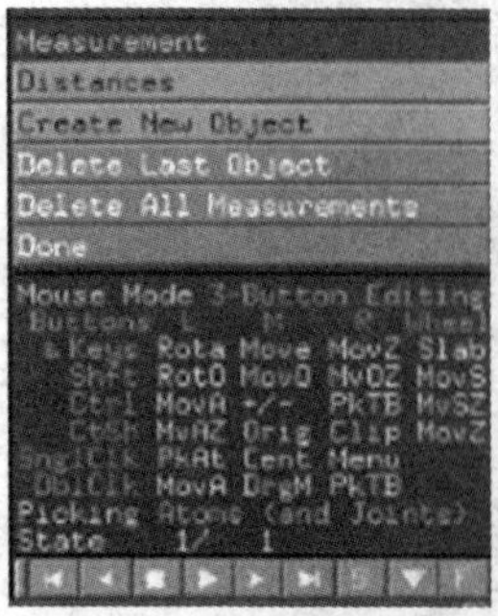

5. 距离、角度测量

在 External GUI 的菜单栏中选择 Wizard / Measurement，Viewer 窗口右下方会出现 Measurement 栏，依次点击两个原子则能测量它们之间的距离，并显示虚线和 label，点击 Measurement 栏的 Distances 选择 Angles 则能测量三个原子的角度（图 8-5）。

图 8-5　距离测量

6. 参数设置

在 External GUI 的菜单栏中选择 Setting / Edit All，在打开的 PyMOL Settings（图 8-6）窗口中能够

对各项参数值进行修改，如 dash 项的 dash_color、dash_radius 参数，更改并回车即生效。选择 Setting 栏的 Label、Cartoon、Surface、Transparency 等选项能对 label 字体、显示样式细节、透明度等参数进行调整。

7. 保存文件

在 External GUI 的菜单栏中选择 File / Save Session As，能对当前会话文件进行保

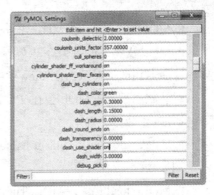

图 8-6　PyMOL Settings 窗口

存，保存文件为 pse 格式，下次打开此文件时即能恢复到当前所在状态；选择 File / Save Molecule，能对当前窗口中的分子进行保存，保存格式为 pdb、mol2、sdf 等；选择 File / Save Image As / PNG，能对当前窗口中的图像进行保存，保存格式为 png；选择 File / Save Movie As / MPEG，能对动画进行保存，保存格式为 mpg。

二、基本命令行操作

1. 记录命令

当在 PyMOL 上操作时，如果想让 PyMOL 自动保存你所有的操作步骤（包括输入的命令和点击的命令），可创建一个日志文件（log-file），文件后缀名应为.pml：

语法

log_open log-file-name

例如

PyMOL> log_open log1.pml

如果想要终止记录，只需输入：PyMOL> log_close

如果想要读取记录，只需输入：PyMOL> @log-file-name

例如

PyMOL> @log1.pml

2. 载入数据

从文件中载入 PDB，命令如下：

语法

load data-file-name

例如

PyMOL> load E：\PyMOL_Tutorial\3ODU.pdb

PyMOL 支持 Tab 键命令补全，命令输入后，PyMOL 会打开读取"3ODU.pdb"，创建并命名相应的对象，在 Viewer 中显示图像。

默认状态下，PyMOL 会在文件读取后命名对象，也可以自己重命名对象：

语法

load data-file-name，object-name

例如

PyMOL> load E：/PyMOL_Tutorial/3ODU.pdb，test　　#对象命名为"test"

3. 操控对象

（1）改变对象的表示形式（representation）

语法

hide representation，object-name　#隐藏对象某种样式（不加对象默认为所有）

show representation，object-name　#显示对象某种样式（不加对象默认为所有）

例如

PyMOL> hide lines，test

PyMOL> show lines，test

其他的表示形式还有 cartoon，ribbon，dots，sphere，mesh 和 surface 等。

当用命令 show 时，新的表示形式出现，但原来的表示形式不会消失，可用下面的命令解决：

语法

as representation，object-name

例如

PyMOL> as sticks，test　#不论原来显示多少种表示形式，命令后只显示 sticks 一种

（2）选择目标进行操作

选择并命名目标：

语法

select selection-name，selection-expression

例如

PyMOL> select s1，resi 50+60　#选择序号为 50 和 60 的残基，并命名为 s1

对目标进行缩放：

语法

zoom selection-name　#也可以直接用 selection-expression 代替 selection-name

例如

PyMOL> zoom s1　#对已命名为 s1 的对象进行放大

删除目标：

语法

delete selection-name　#删除了 selection-name，其对应数据仍然存在，只是不再组织起来

delete object-name　#会将 object-name 对应的数据都删除

例如

PyMOL> delete s1　#只删除 s1 组织形式，对应的原子和化学键仍然存在

PyMOL> delete 3odu　#将 3odu 的原子和化学键都删除

（3）对象和选择的着色

语法

Color color-name，selection-expression　#对 selection 进行着色，不加选择则为整个 object 被着色

例如

PyMOL> color white　　　　　　　#对所有对象着色

PyMOL> color green，3odu　　　　　#对 3odu 对象着色

PyMOL> color orange，resi 50+60　　#对序号 50 和 60 的残基着色

PyMOL> color yellow，resi 20-30　　#对序号 20～30 的残基着色

PyMOL> color red，ss h　　　　　#对二级结构 helix 着色

PyMOL> color red，ss s　　　　　#对二级结构 beta sheet 着色

PyMOL> color green，ss l　　　　#对二级结构 loop 着色

（4）对象和选择的 on/off

语法

enable object-name

disable object-name

例如

PyMOL> enable 3odu　　　　#3odu 可见

PyMOL> disable 3odu　　　　#3odu 消失

4. 关于 label

Label 的命令格式为：label [selection，[expression]]

Selection 为加标签的对象，也可以是 selection-expression（选择表达式）；expression 为标签的内容，可以是 name，resn，resi，chain 等，也可以组合使用它们，expression 也可以是自定义的一段内容，如下：

label selection，"user-defined expression"

例如

PyMOL> label i. 22，name　#在残基 22 的每个原子上都显示原子名字

PyMOL> label n. ca and i. 44，（"%s%s"）%（resn，resi）　#设定显示格式，并显示在残基 44 的 α 碳原子上

对于 label 参数的设置，可参考"参数设置"部分。

5. 选择表达式

选择表达（selection-expression）表示的是一些被选中的部分，它们可以是一些原子、残基、Helix 等，或者它们的混合物。选择表达由"selector"和"identifier"组成，其中"selector"定义了某类属性，而"identifier"则在该类属性下需要被选择的部分。

下表为常用的 selector 类型：

Selector	简写	Identifier 及例子
symbol	e.	chemical-symbol-list，周期表中的元素符号 Pymol> select polar，symbol o+n
name	n.	atom-name-list，pdb 文件中的原子名字 Pymol> select carbons，name ca+cb+cg+cd
resn	r.	residue-name-list，氨基酸的名字 Pymol> select aas，resn asp+glu+asn+gln
resi	i.	residue-identifier-list，pdb 文件中基团的编号 Pymol> select mults10，resi 1+10+100 residue-identifier-range Pymol> select nterm，resi 1-10
chain	c.	chain-identifier-list，一些单字母或数字的列表 Pymol> select firstch，chain a
segi	s.	segment-identifier-list，一些字母（最多 4 位）的列表 Pymol> select ligand，segi lig
ss	ss	secondary-structure-type，代表该类结构的单字母 Pymol> select allstrs，ss h+s+l+""

在选择表达中，selector 还可以配合逻辑操作子（logical operator）使用，这样可以表达更加复杂的选择。下表为常用的操作子：

Operator	简写	效果与例子
not s1	! s1	选择原子但不包括 s1 中的原子 Pymol> select sidechains, ! bb
s1 and s2	s1 & s2	选择既在 s1 又在 s2 中的原子 Pymol> select far_bb, bb & farfrm_ten
s1 or s2	s1 | s2	选择 s1 或者 s2 中的原子（也就是包含全部的 s1 和 s2 原子） Pymol> select all_prot, bb | sidechain
s1 in s2	s1 in s2	选择 s1 中的那些原子，其 identifiers（name，resi，resn，chain，segi）全部符合 s2 中对应的原子 Pymol> select same_atom, pept in prot
s1 like s2	s1 l. s2	选择 s1 中的那些原子，其 identifiers（name，resi）符合 s2 中对应的原子 Pymol> select similar_atom, pept like prot
s1 around X	s1 a. X	选择以 s1 中任何原子为中心，X 为半径，所包括的所有原子 Pymol> select near_ten, resi 10 around 5
s1 expand X	s1 e. X	选择以 s1 中任何原子为中心，X 为半径，然后把 s1 扩展至该新的范围所包含的所有原子 Pymol> select near_ten_x, near10 expand 3
s1 within X of s2	s1 w. X of s2	选择以 s2 为中心，X 为半径，并包含在 s1 中的原子 Pymol> select bbnearten, bb w. 4 of resi 10
neighbor s1	nbr. s1	选择直接和 s1 相连的原子 Pymol> select vicinos, nbr. resi 10

这些逻辑选择还可以组合使用，如：

PyMOL> select chain b and （not resi 88）   #选择 chainb 但不选择其中的 residue 88

6. 宏指令

宏指令使表达长复杂语句的原子选择成为可能，宏指令用正斜杠来界定标识符，通过布尔算符"and"选择原子，所以选择的原子必须全部匹配标识符：

/object-name/segi-identifier/chain-identifier/resi-identifier/name-identifier。

这些标识符形成了一个等级串，以 object-name 为首，以 name-identifier 为尾。PyMOL 将宏指令当做一个词来识别，所以宏指令中不能有空格。宏指令有两种形式：以正斜杠开头的和不以正斜杠开头的。宏指令开头正斜杠的存在与否决定了宏指令的读取方式。

如果以正斜杠开头，PyMOL 按从头到尾的方式读取：

例如

PyMOL> zoom /3odu

PyMOL> show spheres，/3odu /lig/

PyMOL> show cartoon，/3odu /lig/a

如果不以正斜杠开头，PyMOL 按从尾到头的方式读取：

例如

PyMOL> zoom 10/cb

PyMOL> show spheres，a/10-12/ca

PyMOL> show cartoon，lig/b/6+8/c+o

你也可以忽略正斜杠间的内容，忽略的内容将会被当做通配符：

例如

PyMOL> zoom 142/   # 残基 142 充满 viewer.

PyMOL> show spheres，156/ca   #残基 156 的 alpha 碳以 sphere 显示

PyMOL> show cartoon，a//   # Chain "A" 显示为 cartoon.

7. 参数设置

通过"set"命令可以改变设置。

例如

PyMOL> set cartoon_color，green   #cartoon 颜色显示为绿色

PyMOL> set cartoon_oval_width，0.2   #cartoon 厚度设置为 0.2

PyMOL> set cartoon_transparency，0.5   #cartoon 透明度设置为 0.5

PyMOL> set label_size，4   #label 大小设置为 4

PyMOL> set label_font_id，5   #label 字体设置为 id 为 5 的字体

PyMOL> set label_position，（x，y，z）   #设置 label 离默认位置的三维偏移值

8. 保存图片

保存前图片优化，语法：

ray x，y   #光线追踪，图片分辨率为 x×y，不输入分辨率则默认为当前窗口大小

例如

ray 1024，480

保存图片，语法：png file-name

例如

PyMOL> png my_image.png

三、PyMOL 应用实例

1. 打开文件

External GUI 菜单栏 File / Open 打开 PDB 文件 3ODU.pdb。

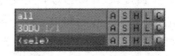

PyMOL Viewer 窗口右侧如图中所示，all 指所有的对象，3ODU 指刚才打开的文件，<sele>是选择的对象。点击对象名字栏可显示或隐藏该对象（图 8-7）。

图 8-7　对象操作面板

2. 调整显示样式

点击 all 中的 H，选择 everything，隐藏所有。

点击 3ODU 中的 S，选择 cartoon，以 cartoon 形式显示蛋白质。

点击 3ODU 中的 C，选择 by ss，以二级结构着色，选择其中一种着色方案。

点击右下角的 S，窗口上面出现蛋白质氨基酸序列，找到 1164 位 ITD 配体，点击选择 ITD，此时<sele>中就包含 ITD 这个配体，点击<sele>行的 A，选择 rename selection，在窗口中将 sele 更改为 ITD。

点击<IDT>行的 S 选择 sticks，点击 C，选择 by element，按元素类型着色，选择其中一种着色方案。

用鼠标调整 View 窗口中的视角，使此分子清楚显示。（图 8-8）

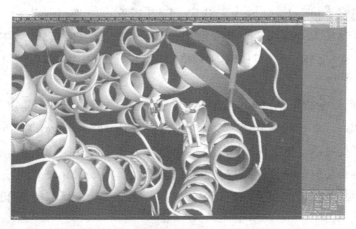

图 8-8　显示蛋白二级结构及配体

3. 显示氢键

IDT 行点击 A 选择 find，选择 polar contacts，再根据需要选择，这里选择 to other

atoms in object，分子显示窗口中出现几根黄色的虚线，IDT 行下面出现了新的一行 IDT_polar_conts，即氢键的对象。

在 Externa GUI 窗口的菜单栏中选择 Setting / Edit All，可编辑各项参数值。下拉到 h_bond 参数项，可更改氢键判断条件（距离、角度等）。下拉到 dash 参数项，可更改虚线的粗细、长度、颜色、间隔，这里将 dash_color 设置为 green，dash_gap 设为 0.3，dash_width 设为 3.0，其余默认。

IDT_polar_conts 行点击 S 选择 label，可显示氢键距离。

4. 显示形成氢键的残基

点击 Viewer 窗口右下角的面板，使得选择模式为选择氨基酸残基，即显示为 Selecting Residues，也可以从菜单栏 Mouse 选项的 Selection Mode 选项更改。

点击 3ODU 行的 S，选择 lines，显示出所有残基的侧链，使用鼠标转动蛋白质寻找与 IDT 形成氢键的残基，分别点击选择这些残基。再次点击为取消选择。将选择的残基<sele>改名为 s1。点击 s1 行的 S 选择 sticks，点击 C 选择 by elements，选择一种着色方案。

5. 显示残基 label

点击 L 选择 residures 显示残基名称，此时显示的名称为三字母简写，若要显示单字母简写形式，则需进行下面操作（此时没有显示残基 label，若已显示三字母 label 形式，需先点击 L 选择 clear 清除）。

定义单个字母标注氨基酸，使用命令行：

PyMOL> single ={'VAL': 'V', 'ILE': 'I', 'LEU': 'L', 'GLU': 'E', 'GLN': 'Q', 'ASP': 'D', 'ASN': 'N', 'HIS': 'H', 'TRP': 'W', 'PHE': 'F', 'TYR': 'Y', 'ARG': 'R', 'LYS': 'K', 'SER': 'S', 'THR': 'T', 'MET': 'M', 'ALA': 'A', 'GLY': 'G', 'PRO': 'P', 'CYS': 'C'}

#可将此命令加入 pymolrc 文件中，以后便不用每次打开都重新定义。

PyMOL> label n. ca and s1，（"%s%s"）%（single[resn]，resi） #在 s1 残基的 α 碳原子处显示"单字母+数字 ID"形式的 label。

残基名称位置的调整：点击右下角的面板使 Mouse Mode 显示为 3-Button Editing 模式。按住 Ctrl 键点击窗口中的残基名称 label，鼠标拖拽到合适的位置，使显示更清晰。

残基 label 字体及大小的调整：在 External GUI 窗口的菜单栏中选择 Setting / Label / Size / 36 Point（根据实际情况调整），Setting / Label / Font 项中可选择字体；或者也可在 Setting / Edit ALL 中的 label 参数项修改字体、大小、颜色等（图 8-9）。

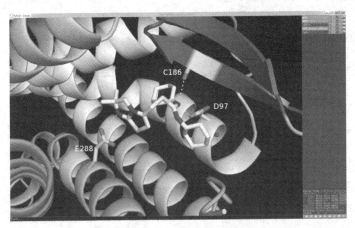

图 8-9　显示氢键及残基

6. 调整图片效果及输出图片

为了得到更高质量和更漂亮的图片，进行如下处理，菜单栏中选择：

Setting / cartoon / highlight color　　　　　　#调整 cartoon 两侧颜色显示效果

Setting / cartoon / fancy helix　　　　　　#调整螺旋边缘

Setting / transparency / cartoon / 50%　　　#调整透明度

Display / background color / white　　　　#背景设置为白色

点击 External GUI 窗口右边面板中的 Ray 按钮，对图片进行渲染，得到漂亮的图片，渲染后不能在图片上点击，否则需重新渲染。

在菜单栏中选择 File / Save Image As / PNG，保存成 PNG 格式的图片；若要得到其他分辨率的图片，可在最后一步 ray 的时候，输入命令 ray x, y，如 ray 2000, 1400 将会生成 2000×1400 分辨率的图片（图 8-10）。

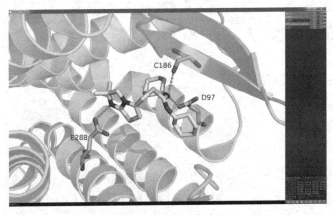

图 8-10　调整图片效果

重点回顾

1. 打开文件

2. 调整蛋白及配体

3. 显示氢键及相应氨基酸残基

4. 显示残基label

5. 调整相关参数及渲染

6. 输出图片

■ 第九章 ■

药物设计实例

第一节　利用 OpenEye 发现 *F. tularensis* 烯酰基载体蛋白还原酶 FabI 抑制剂

一、研究背景

土拉弗菌 *Francisella tularensis* 是兔热病的致病菌。目前治疗该细菌感染是以链霉素和庆大霉素为主的氨基糖苷类药物作为一线用药，而四环素和氯霉素为二线用药。然而，氨基糖苷类药物需要静脉注射，儿童和孕妇使用四环素具有禁忌症，氯霉素具有骨髓毒性。因而，有必要开发安全高效的口服抗生素，用于治疗土拉弗菌的感染。土拉弗菌依赖烯酰基载体蛋白（enoyl-ACP）还原酶 FabI 催化 enoyl-ACP 中的烯双键还原，使其形成饱和的酰基载体蛋白（acyl-ACP），以合成脂肪酸并入其细胞膜中（图 9-1）。因而 FabI 是细菌脂肪酸合成的关键酶。由于人体中缺乏 FabI，因而 Fab I 成为了抗菌药物开发的良好靶标。以 FabI 为靶而设计的药物可选择性地作用于细菌而不对人体产生毒性。美国伊利诺伊大学芝加哥分校的 Johnson 课题组采用 OpenEye 程序包提供的基于配体的形状和电性匹配的虚拟筛选方法发现了 *F. tularensis* 关键酶 FabI 的全新高活性抑制剂。本节着重介绍作者如何合理运用 OpenEye 组件 ROCS 和 EON 建立和验证筛选模型，并配合其他手段进行大规模虚拟筛选。

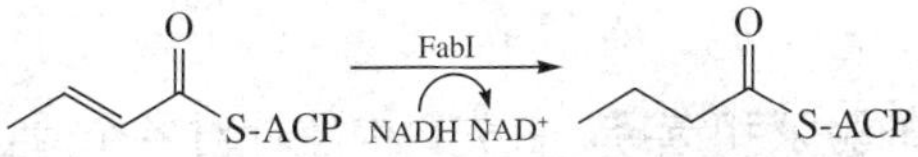

图 9-1　FabI 催化的烯酰基载体蛋白还原反应

二、以 OpenEye 组件包为主的虚拟筛选：流程与结果

该研究采用的虚拟筛选流程由 8 个连续的步骤所组成,包括了问询式的构建、问询式的验证、筛选库的准备、形状匹配和静电匹配筛选、多样性分析、化合物的挑选和测试、子结构和相似性搜索。在构建和验证问询式之前，研究人员从 BindingDB 数据库下载了已知的 FabI 抑制剂，包括 25 个吲哚类化合物、33 个酰胺类化合物、14 个咪唑类化合物及 16 个二苯醚类化合物。每个类别的代表性化合物见图 9-2。

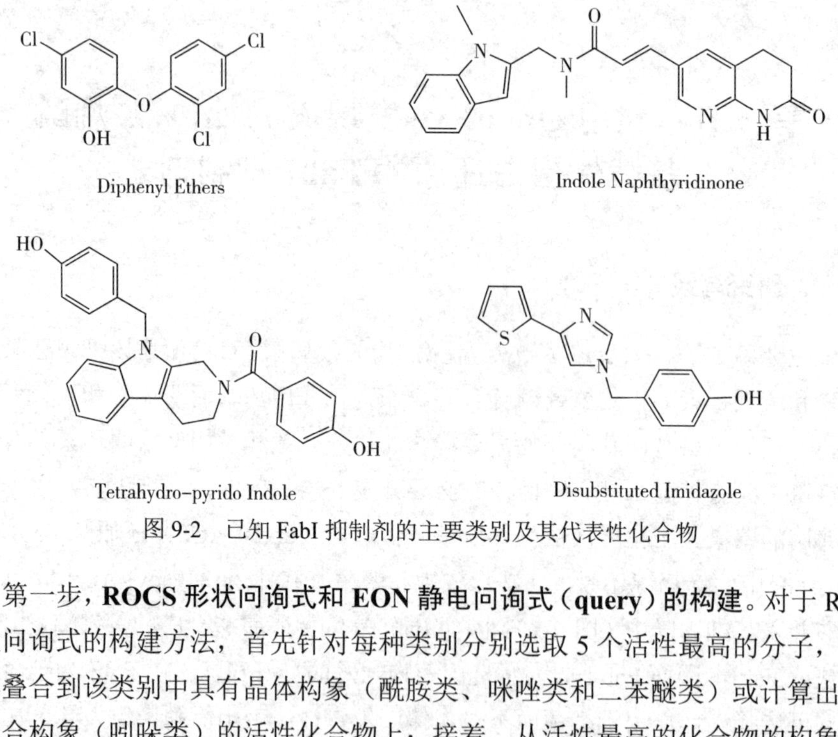

Diphenyl Ethers

Indole Naphthyridinone

Tetrahydro–pyrido Indole

Disubstituted Imidazole

图 9-2　已知 FabI 抑制剂的主要类别及其代表性化合物

第一步，ROCS 形状问询式和 EON 静电问询式（query）的构建。 对于 ROCS 形状问询式的构建方法，首先针对每种类别分别选取 5 个活性最高的分子，然后将其叠合到该类别中具有晶体构象（酰胺类、咪唑类和二苯醚类）或计算出的诱导契合构象（吲哚类）的活性化合物上；接着，从活性最高的化合物的构象（记为#1）开始建立形状问询式，逐一添加活性次之的化合物（#2~#5）构建新的问询式，从而得到 5 个形状问询式，即（A）#1、（B）#1+#2、（C）#1+#2+#3、（D）#1+#2+#3+#4 和（E）#1+#2+#3+#4+#5。对于 EON 静电问询式，以每个高活性的化合物作为输入，EON 可自动计算出相应的静电问询式，因而每个类别产生 5 个静电问询式，记为#1、#2、#3、#4 和#5。

第二步，问询式的验证和选择。 首先，构建针对各个骨架类别的评价数据集。将 5 个高活性化合物外的其他分子组成配体分子集；从 DUD 诱饵分子库获取 *M.*

tuberculosis 的 enoyl-ACP 还原酶抑制剂的诱饵分子集（decoy），并根据该类别配体分子集的分子量和 *AlogP* 的范围将上述诱饵分子集改造为新的诱饵分子集；配体分子集和诱饵分子集合并为评价数据集。其次，ROCS 形状问询式的验证和选择。使用 OMEGA 将评价数据集转化为多构象库；使用 ROCS 程序（OpenEye 组件）的形状匹配算法以每个形状问询式筛选多构象验证集，计算 ROC 曲线下面积（AU-ROC）和富集因子（EF 1%）。根据富集率高且限制较小的原则，作者选择出 C 作为二苯醚类的、C 作为酰胺类的、D 作为吲哚类的和 A 作为咪唑类的形状问询式。（图 9-3）然后，ROCS 形状和 EON 静电组合问询式的验证与选择。对于每个类别，先用选择出的相应的形状问询式过滤多构象验证集，排名前 10% 的分子再经 EON 静电问询式重新排序，计算 EF1%。挑选产生最高富集率的组合形式，如二苯醚类的#1+C、酰胺类的#2+C、吲哚类的#1+D 和咪唑类的#5+A。最后，比较了 ROCS 形状和 EON 静电组合问询式与 ROCS 形状和药效团组合问询式，发现两者的富集率相当。考虑到静电匹配可能更具有骨架迁跃能力，因而作者决定仍然采用 ROCS 形状和 EON 静电组合问询式进行大规模虚拟筛选。

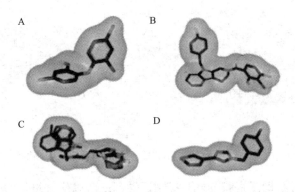

图 9-3　不同结构类型的 ROCS 形状问询式

　　第三步，**筛选库的准备**。作者选择 ASDI 公司的的小分子库（65000 个化合物）作为筛选库，过滤掉其中含有反应基团的化合物和不符合类药性规则的化合物。然后用 Schrodinger 程序包的 LigPrep 将 2D 结构转为 3D 构象，并用 OpenEye 的 OMEGA 产生多构象筛选库。

　　第四步，**基于形状匹配和静电匹配的筛选**。针对每种结构类型，分别利用相应的形状问询式进行形状匹配，根据匹配度选择前 10% 的（6500 个）分子；这些分子经与形状问询式形成优化组合的 EON 静电问询式进一步过滤，进一步挑选前 10% 的（650 个）分子。

第五步，**多样性分析、人工观察、化合物挑选和 FabI 抑制活性测试**。针对每种结构类型，按如下步骤操作：使用 Schrodinger 公司的 Canvas 计算化合物相互之间基于 MACCS 指纹的 Tanimoto 系数，从 650 个分子中选择多样性最大的 65 个分子，观察化合物的结构，从中挑选 15 个具有氢键官能团的化合物以保证其良好的水溶性。由此，共获得来自不同结构类型筛选方式的 60 个化合物，其中 50 个化合物可以购买。经实验室内部建立的 FabI 抑制剂活性测试体系验证，3 个化合物在 100μM 浓度对 *F. tularensis* 关键酶 FabI 具有 40% 的抑制强度。其中化合物①对 FabI 的抑制强度 IC_{50} 为 27μM，该化合物溶解度好、活性最高，且化合物库中含有丰富的该骨架类型的化合物，因而作者选择化合物①用于后续研究。其结构如图 9-4。

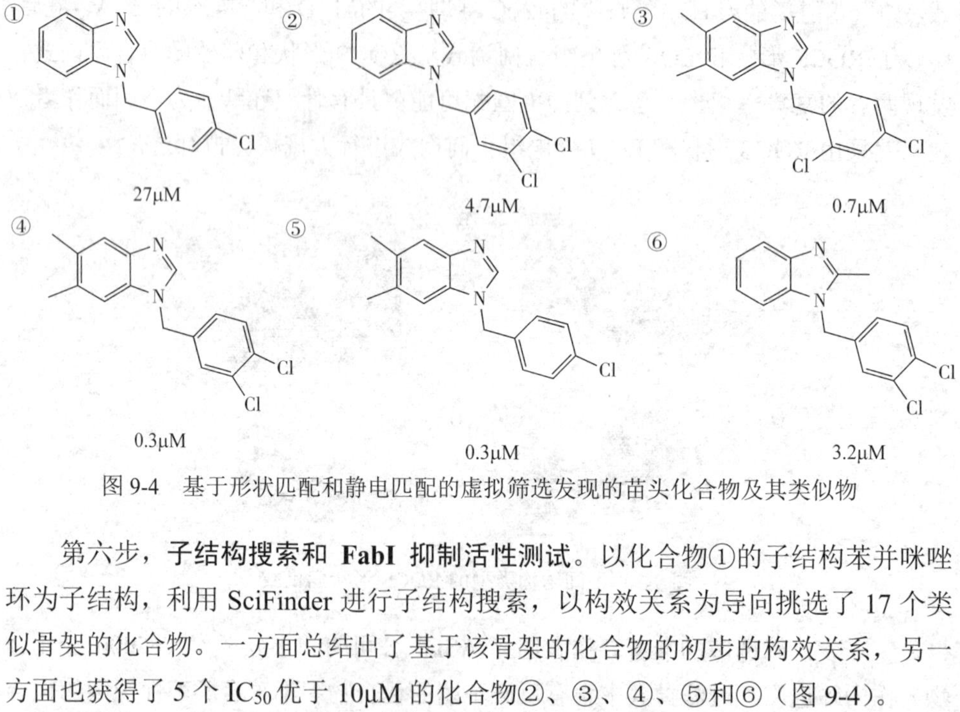

图 9-4 基于形状匹配和静电匹配的虚拟筛选发现的苗头化合物及其类似物

第六步，**子结构搜索和 FabI 抑制活性测试**。以化合物①的子结构苯并咪唑环为子结构，利用 SciFinder 进行子结构搜索，以构效关系为导向挑选了 17 个类似骨架的化合物。一方面总结出了基于该骨架的化合物的初步的构效关系，另一方面也获得了 5 个 IC_{50} 优于 10μM 的化合物②、③、④、⑤和⑥（图 9-4）。

第七步，**高活性化合物的抗菌活性**。测试高活性 FabI 抑制剂（②-⑥）对不同革兰阳性菌（*B. anthracis*、*S. aureus*）、革兰阴性菌（*E. coli*、*F. tularensis*、*Y. pestis*）和 MRSA（耐甲氧西林金黄色葡萄球菌）的抑制活性。多数化合物表现出了抑菌活性，其中化合物④活性最好，除对 *F. tularensis* 菌抑制效果显著外，还对其他类型的革兰阳性和阴性菌都有明显的抑制效果（表 9-1）。

表 9-1-1 活性最好、抑菌最广谱的化合物④的活性数据

bacterial cell line	MIC （number of assays）µg/ml
E. coli（BW251113）	>200（3）
E. coli（BW251113-TolC-）	6.25（3）
F. tularensis	7.8±1.6（4）
B. anthracis	9.4±3.1（2）
Y. pestis	≥50（2）
S. auteus	25（2）
MRSA	50（2）

三、结论

该研究展示了作者运用OpenEye组件包为主要工具构建形状匹配和静电匹配相组合的虚拟筛选流程，并成功筛选到了高活性的 *F. tularensis* FabI 抑制剂。作者进一步基于高活性化合物骨架进行子结构搜索获得了多个亚微摩尔级的活性分子，其中一个化合物对多种革兰阳性菌和阴性菌均抑制效果。

第二节 基于模建结构的虚拟筛选发现对虾黄头病毒蛋白酶抑制剂

一、研究背景

黄头病毒（Yellow Head Virus，YHV）是对虾病毒性感染的致病因子。尽管目前已经有多种方法可预防黄头病毒感染，但是仍然无法避免对虾的大量死亡。新的抗病毒治疗手段主要集中于抑制 YHV 感染相关的重要蛋白。考虑到蛋白酶在病毒复制过程中扮演的重要角色和蛋白酶抑制剂抗病毒的有效性，该文作者选择 YHV-3CLP 蛋白酶为抗 YHV 感染的靶标，以同源模建方法构建 YHV-3CLP 蛋白酶的三维结构，并结合基于结构的虚拟筛选发现抗 YHV 的化合物。因而，本节内容将会涉及利用 Discovery Studio（DS）2.5 的 Modeller 程序进行同源模建，利用 AutoDock4 进行分子对接和运用 GROMACS v4.5.5 进行分子动力学模拟。

二、以模建蛋白结构为基础的虚拟筛选和活性评价：流程与结果

该研究采用的虚拟筛选流程主要包括 5 个环节：YHV-3CLP 蛋白的同源模建、大规模筛选库中小分子的准备、基于分子对接的筛选、分子动力学模拟对结合模式的确证、抑制 YHV 病毒活性的测试。

第一步，**YHV-3CLP 蛋白的同源模建**。首先，从 NCBI 数据库获取目标蛋白 YHV-3CLP 蛋白酶的氨基酸序列（共 196 氨基酸残基，Ser^{2828}-Asp^{3023}）；从 PDB 数据库中获取 8 种模板蛋白，包括微生物和高等生物的蛋白酶；使用 DS2.5 的 "align and superimpose proteins" 将 8 条模板蛋白的序列进行多序列比对，然后用基于 ClustalW 1.8 的 "align multiple sequences" 将 YHV 的蛋白酶序列叠合到上述比对的多序列组；基于比对结果，由 DS2.5 中包含 Modeller 9v4 的 "build homology models" 模块构建目标蛋白三维结构，该模块还优化 loop 构象；根据每个模型的 DOPE 打分选择最佳模型，并对其进行能量优化，使用的模块为 "minimization"；最后用 PROCHECK v3.5 对能量优化模型的立体化学质量进行评估。所获得的蛋白如图 9-5。

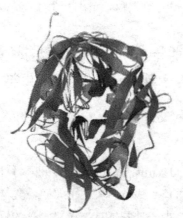

图 9-5　HYV-3CLP 模建蛋白结构

图中显示的是该模型与 8 个模板蛋白叠合后的飘带状图

第二步，**大规模筛选库中小分子的准备**。作者选用的虚拟筛选库为 NCI 多样性小分子集（http: //dtp.nci.nih.gov/ branches/dscb/repo_open.html），共 1364 个分子。使用薛定谔程序包中的 LigPrep 2.2 对小分子加氢、修正化学键、检查手性中心等，共产生了 1523 个配体分子。

第三步，**基于分子对接的虚拟筛选**。利用 AutoDockTools v1.5.2 给蛋白加

Kollman United Atom 电荷和溶剂参数，并设置格点。设置催化三联体周围的 60×60×60Å 范围为格点盒，对接 50 次，利用打分函数 AutoDock4 score 预测结合自由能，每个分子取最低分，并按最低分对所有分子进行排序。从中选择了 43 个化合物。

第四步，**结合模式分析**。使用 SiMMap（http：//simmap.life.nctu.edu.tw/）分析 43 个化合物与 HYV-3CLP 模建蛋白的结合模式，输出结果如图 9-6 所示。图中显示了 4 个球，分别代表氢键相互作用 H 和范德华相互作用 V，并按不同位置分为 H1、H2、H3，同时列举了每个位置形成相互作用的官能团。基于该分析结果，将 43 个化合物分为 3 类。又根据已知的其他病毒蛋白酶抑制剂的结构特征，发现多数具有酰胺结构和芳香基团。而 3 类中第一类中有 11 个化合物具有相似特征。

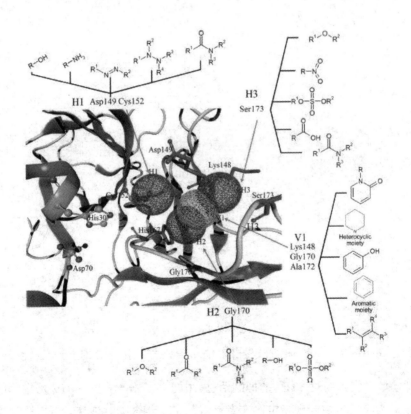

图 9-6 SiMMap 输出的 43 个化合物的结合模式图

第五步，**动力学模拟确证结合模式**。11 个化合物中，选取 AutoDock score 打分最低的 5 个化合物（NSC122819、NSC345647、NSC319990、NSC50650 和 NSC5069，图 9-7）进行配体-蛋白酶复合物的分子动力学模拟。采用程序 GROMACS4.5.5 在显式溶剂周期性边界条件下进行动力学模拟。小分子采用 GAFF 力场参数，用 AM1-BCC 方法计算其原子部分电荷。蛋白力场使用的是 AMBER99SB-ILDN，溶剂水用的是 TIP3P 水模型。整个体系先经最陡梯度下降 法进行能量优化，后限制蛋白质重原子和小分子进行动力学模拟，优化水分子和 离子的位置。接着，进行平衡模拟，在 NVT 条件下将温度从 50K 上升到 300K， 然后进行 NPT 条件下进行恒温恒压模拟，并逐步放开限制。最后，进行 15ns 的 无限制的动力学模拟。对轨迹进行分析，着重分析化合物和蛋白间的氢键相互作 用，用 PyMOL v1.3.1 进行观察。

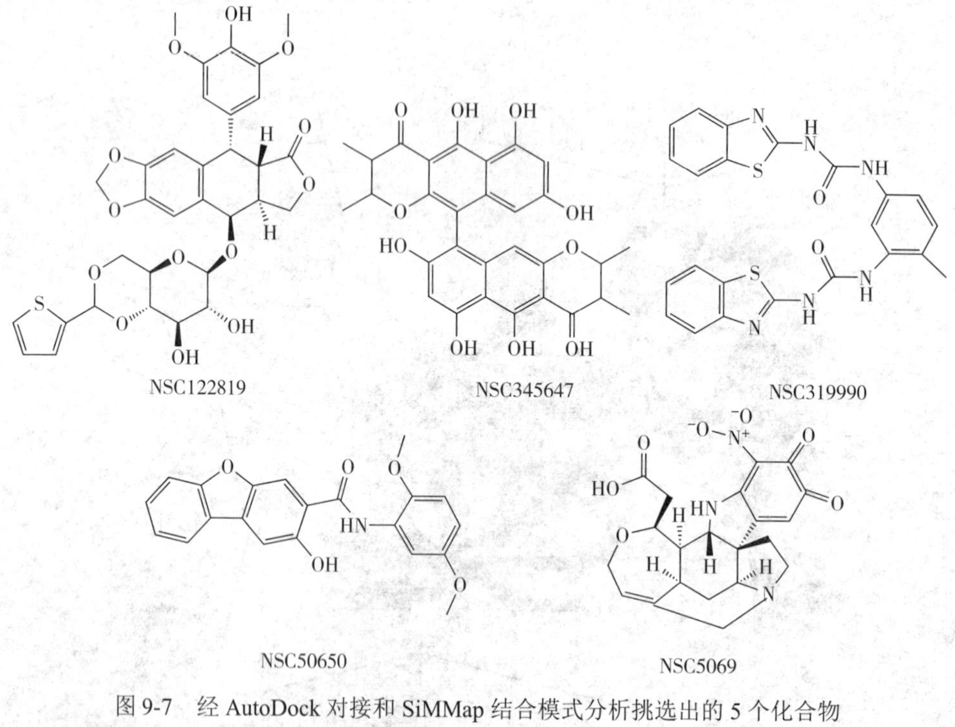

NSC122819

NSC345647

NSC319990

NSC50650

NSC5069

图 9-7　经 AutoDock 对接和 SiMMap 结合模式分析挑选出的 5 个化合物

第五步，**化合物对 YHV 的抑制活性**。由于 5 个化合物与 YHV 蛋白酶的结合 模式在动力学模拟中表现稳定，作者接着测定了化合物对 YHV 蛋白酶的抑制活 性。初步筛选结果表明，所有化合物都表现出了一定的抑制活性，其中 NSC122819 活性最强（图 9-8）。

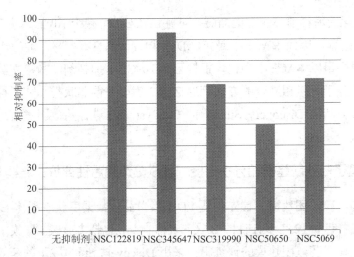

图9-8　5个化合物在75nM浓度下对YHV蛋白酶的抑制率（初筛）

三、结论

在本研究中，作者采用基于多个模板结构的同源模建方法（DS 2.5/Modeller）构建了YHV-3CLP三维结构，并且以对接（AutoDock4）为手段筛选了NCI多样性化合物库，根据结合自由能打分和结合模式（SiMMap）选取了5个化合物，并以分子动力学模拟（GROMACS 4.5.5）进一步确证了其结合模式，最终通过YHV蛋白酶活性测试发现5个化合物均具有抑制活性，而NSC122819活性最佳。

第三节　基于药效团建模和分子对接的虚拟筛选发现β-分泌酶抑制剂

一、研究背景

阿尔兹海默病（Alzheimer's Disease，AD）是一种神经退行性疾病，是引起老年痴呆和死亡的主要原因，目前尚无治疗手段。研究发现，在阿尔兹海默病的发病过程中会形成脑内的神经元纤维缠结和细胞外老年斑，β-淀粉样蛋白（β-amyloid，Aβ）是斑块的主要成分。Aβ由淀粉样前体蛋白（amyloid precursor protein，APP）经由β-分泌酶（β-secretase，BACE-1）和γ-分泌酶水解而形成。

BACE-1 催化淀粉样前体蛋白的断裂，抑制 BACE-1 可减少 Aβ 的产生，从而延缓 AD 的发病进程，因而 BACE-1 是抗 AD 药物设计的良好靶标。北京大学药学院 徐萍教授课题组以 BACE-1 为靶，根据已知 BACE-1 抑制剂结构建立药效团，利用药效团和分子对接相结合的方式筛选 ZINC 库以获得非肽类小分子抑制剂。本节将涉及如何利用 Discovery Studio 的 Catalyst 程序进行药效团建模，以及利用 DOCK 进行分子对接。

二、基于药效团建模和分子对接的虚拟筛选和活性评价：流程与结果

第一步，**药效团建模**。首先，从 PDB 蛋白晶体数据库获取配体-酶复合物晶体结构，从中获取 12 个多样性的 BACE-1 抑制剂，包括多肽类、肽模拟物和非肽类抑制剂，构成药效团建模的训练集。采用 Discovery Studio 2.1 的药效团模块中的 Common Feature Pharmacophore Generation 流程，以训练集中活性最高的非肽类化合物为参考分子，以各分子的晶体构象为基础产生 10 个药效团模型，并给出各个药效团的打分。接着，构建药效团建模的测试集，包括 29 个抑制剂和 479 个诱饵分子。利用每一个药效团筛选测试集中的分子，计算活性分子命中率（yield of actives，Ya）和富集因子（Enrichment Factor，EF），从中挑选出命中率和富集因子高的药效团模型（Hypo）。结果表明，Hypo4 具有最高的命中率和富集因子，可用于后续的大规模筛选。该药效团由 2 个氢键给体、1 个氢键受体和 1 个疏水特征组成。（图 9-9）

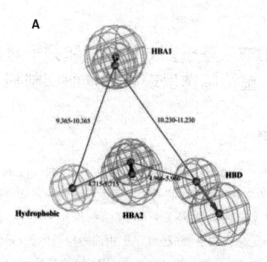

图 9-9 药效团建模获得的最佳药效团

第二步，**化合物库的准备**。下载 ZINC（version 8，2008）的类药性库，用 Sybyl 7.2 的 CONCORD 程序将 2D 结构转化为 3D 结构，然后采用 Discovery Studio 2.1 的 Build 3D Database 流程构建三维构象库。

第三步，**基于药效团和对接的虚拟筛选**。首先，ZINC 三维构象库经 Hypo4 药效团过滤，21.2% 的化合物（共 54995 个）符合药效团特征。利用 DOCK 4.0 将这些化合物对接入 BACE-1 的结合位点，并计算其结合能量打分。同时，对接一个已报道的化合物，以其最低能量打分作为参考，挑选打分高于参考分子的化合物，共 75 个。将这些化合物进行聚类分析，选择并购买了 10 个化合物做活性测试。

第四步，**BACE-1 酶抑制活性测试**。利用 FRET 试剂盒测试每个化合物对 BACE-1 酶的体外抑制活性。筛选结果表明，10 个化合物中有 2 个化合物 B51 和 B53 具有抑制活性，其 IC_{50} 分别为 4.76μM 和 0.31μM，而且它们还具有良好的类药性。（图 9-10）

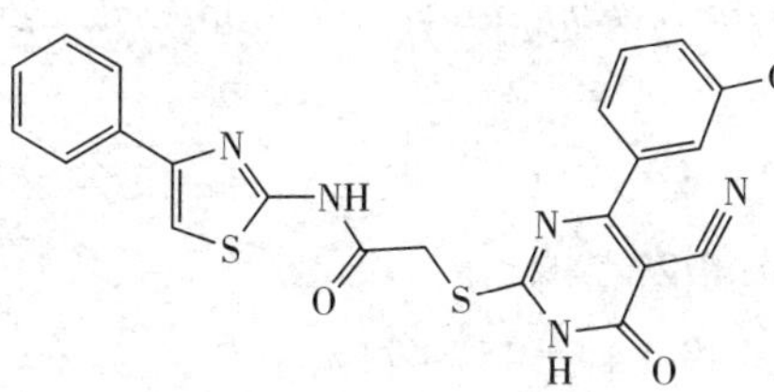

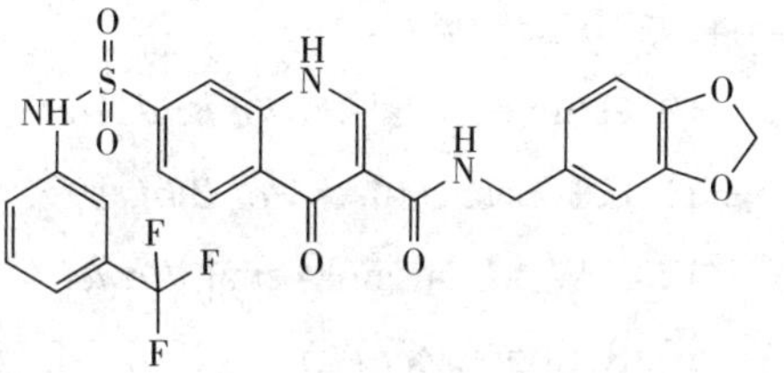

图 9-10　经虚拟筛选和生物活性评价获得的 2 个苗头化合物

三、结论

在本研究中，作者通过构建 BACE-1 抑制剂的药效团模型，并进行了药效团筛选和对接筛选。经体外活性测试，发现了 2 个类药性的 BACE-1 非肽类抑制剂。这些化合物易于结构优化，有望进一步开发成抗 AD 的药物。

参考文献

1. Ewing，T. J. A.; et al. *J. Comput-Aided Molec. Design.* 2001，（15）：411-428.

2. Ewing，T.J.A.；et al. *J. Comput. Chem.* 1997，（18）：1175-1189.

3. Lang，P.T.；et al. *RNA.* 2009，（15）：1219-1230.

4. Meng，E.C.；et al. *J. Comput. Chem.* 1992，（13）：505-524.

5. Ruppert，J.; et al. *Protein Science.* 1997，（6）：524-533.

6. Holt，P. A.; et al. *J Chem Inf Model.* 2008，（48）：1602-1615.

7. Gertsch，J.; et al. *PNAS.* 2008，（105）：9099-9104.

8. Kontoyianni，M.; et al. *J Med Chem.* 2003，（47）：558-565.

9. Kellenberger，E.; et al. *Proteins：Structure，Function，and Bioinformatics.* 2004，57，225-242.

10. G. Jones; et al. *J Mol Biol.* 1995，（245）：43-53.

11. G. Jones; et al. *J Mol Biol.* 1997，（267）：727-748，

12. J. W. M. Nissink; et al. *Proteins*，2002，49（4）：457-471，

13. R.Taylor. *Acta Cryst.* 2002，D58，879-888.

14. M. L. Verdonk; et al. *Proteins*，2003，（52）：609-623.

15. Marcel L. Verdonk; et al. *J Chem Inf Comput Sci*，2004，（44）：793-806.

16. J. C. Cole，J. W. M. Nissink，R. Taylor in Virtual Screening in Drug Discovery （Eds. B. Shoichet，J. Alvarez），Taylor& Francis CRC Press，Boca Raton，Florida，USA（2005）.

17. Marcel L. Verdonk; et al. *J Med Chem.* 2005，（48）：6504-6515.

18. Jason C. Cole; et al. *Proteins*，2005，（60）：325-332.

19. Bolton，E.;et al.. *J Cheminformatics.* 2011，（3）：4.

20. Boström，J.，et al. *J Mol Graph Model.* 2003，21（5）：449-462.

21. Boström，J.，et al. *J Med Chem.* 2013，56（8）：3273-3280.

22. Grant，J. A.，et al. *J. Comput. Chem.* 1996，17（14）：1653-1666.

23. Hawkins，P. C. and A. Nicholls. *J Chem Inf Model.* 2012，52（11）：2919-2936.

24. Hawkins，P. C.，et al. *J Chem Inf Model.* 2010，50（4）：572-584.

25. Hevener，K. E.，et al. *J Med Chem.* 2011，55（1）：268-279.

26. Naylor，E.，et al. *Nat chem biol.* 2009，5（4）：220-226.

27. Perola，E. and P. S. Charifson. *J Med Chem.* 2004，47（10）：2499-2510.

28. Rush，T. S.，et al. *J Med Chem.* 2005，48（5）：1489-1495.

29. Sadowski，J.，et al. *J Chem Inf Comput Sci.* 1994，34（4）：1000-1008.

30. 陈凯先，罗小民.中国科学院院刊. 2000，（4）：265-269

31. Hevener，K. E.; et al. *J Med Chem.* 2012，（55）：268-279.

32. Unajak，S.; et al. *J Mol Model.* 2014，（20）：2116.

33. Niu，Y.; et al. *Chem Biol Drug Des.* 2012，（79）：972-980.

34. Stahle L.; et al. J Chemometrics. 1987，1（3）：185-196.

35. Perkins R., et al. Enriron ToxicolChem. 2003，22，1666-79.

36. Richard D.; et al. J Am Chem Soc. 1988，110，5959-5967.

37. Klebe G.; et al. J Am Chem Soc. 1994，37，4130-46.

38. 邹丽云等. 中国药科大学学报. 2010，41（3）：208-215.

彩 图

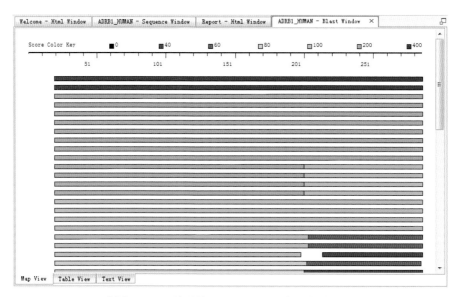

彩图 1　Blast 结果的 Map View（对应正文图 1-5）

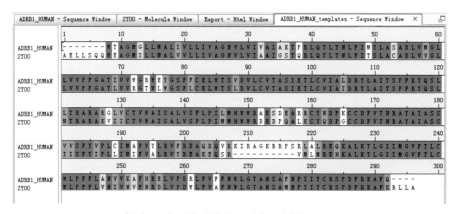

彩图 2　序列比对结果（对应正文图 1-10）

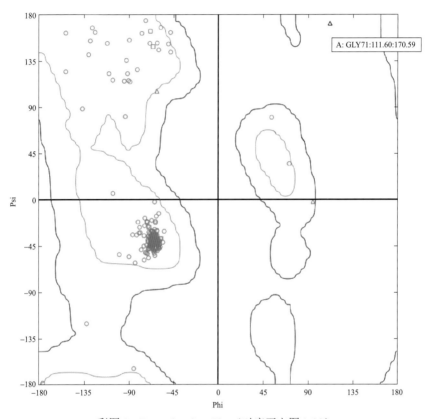

彩图 3　Ramachandran Plot（对应正文图 1-20）

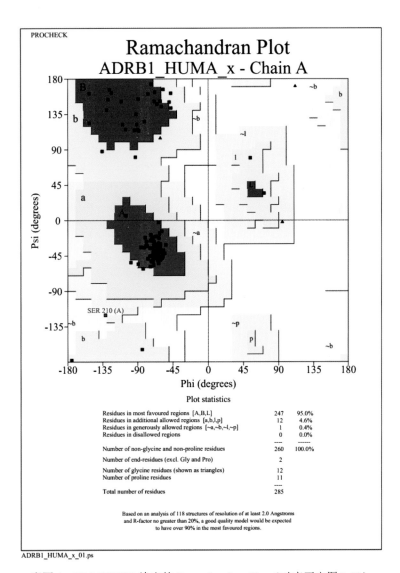

彩图 4　PROCHECK 给出的 Ramachandran Plot（对应正文图 1-21）